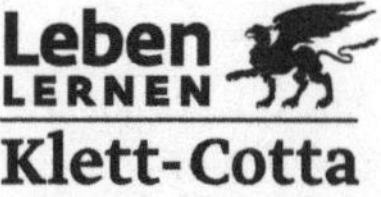
Leben
LERNEN
Klett-Cotta

Zu diesem Buch

Unser Denken und Sprechen ist durchwoben von Bildern und Metaphern. Was uns im alltäglichen Sprachgebrauch meist nicht bewusst ist, lässt sich in der Psychotherapie zum Nutzen der KlientInnen gezielt einsetzen. An vielen Beispielen wird gezeigt, wie Sprachbilder aufgegriffen, Metaphern ein- und weitergeführt werden können, um durch positive Visualisierungen neue Horizonte zu eröffnen oder ein Problem in neuem Licht zu sehen. Innere Bilder können zu ganzen Fantasiereisen und geführten Imaginationen ausgebaut werden und so die Selbstheilungskräfte stimulieren. Das Buch zeigt die Vielfalt der Möglichkeiten, in der Verhaltenstherapie mit inneren Bildern zu arbeiten.

Die Reihe »Leben Lernen« stellt auf wissenschaftlicher Grundlage Ansätze und Erfahrungen moderner Psychotherapien und Beratungsformen vor; sie wendet sich an die Fachleute aus den helfenden Berufen, an psychologisch Interessierte und an alle nach Lösung ihrer Probleme Suchenden.

Alle Bücher aus der Reihe ›Leben Lernen‹ finden Sie unter:
www.klett-cotta.de/lebenlernen

Erika Güroff

Innere Bilder in der Verhaltenstherapie

Die Macht der Vorstellungskraft nutzen

Klett-Cotta

Leben Lernen 336

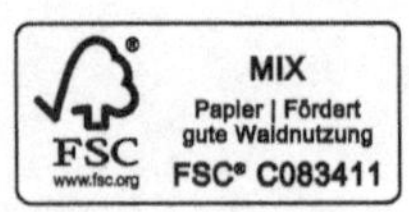

Klett-Cotta
www.klett-cotta.de

Cover: Jutta Herden, Stuttgart
unter Verwendung einer Abbildung von isabeltp/iStock Getty Images
Gesetzt von Eberl & Koesel Studio, Altusried-Krugzell
Gedruckt und gebunden von CPI – Clausen & Bosse, Leck
ISBN 978-3-608-89275-8
E-Book ISBN 978-3-608-11953-4
PDF-E-Book ISBN 978-3-608-20601-2

Bibliografische Information der Deutschen Nationalbibliothek
Die Deutsche Nationalbibliothek verzeichnet diese Publikation in der Deutschen Nationalbibliografie; detaillierte bibliografische Daten sind im Internet über http://dnb.d-nb.de abrufbar.

Inhalt

Ein sehr persönliches Vorwort

Mein therapeutisches Denken beruht auf zwei Grundüberzeugungen.

In eines jeden geistig und neurologisch gesunden Menschen Seele existiert ein individueller und einmaliger unzerstörbarer Kern, ich nenne es einmal das eigentliche Ich.[1] In ihm sind alle notwenigen Fähigkeiten verankert, die einen Menschen ausmachen und die es ihm ermöglichen, als Mensch zu existieren.

Jeder Mensch trägt die Grundbedürfnisse nach Bindung, Unlustvermeidung und Lustgewinn, Selbstwerterhöhung und -sicherung sowie Orientierung und Kontrolle (Grawe 2000 und 2004) in sich, deren Erfüllung Bedingung, eine conditio sine qua non ist, dieses Ich zu entfalten. Der Mensch ist ein hochkomplexes Wesen und als Teil der Natur einem hochkomplizierten, und damit leider auch störanfälligen, Regelkreissystem unterworfen.

Dieses Ich bedarf der sorgfältigsten Pflege. Abwertung, Vernachlässigung, Missbrauch, Bestrafung, Bedrohung, existentielle Unsicherheit, Entmündigung und dergleichen sind Faktoren, die einen Menschen in seiner Entwicklung derart beeinträchtigen können, dass ein Zugang zu diesem Ich erheblich erschwert wird. Eine durch Unfrieden und Repression gekennzeichnete Menschheitsgeschichte hat m. E. individuell und global ihren tiefen Grund in solchen Störungen. Hier verweise ich auf das Werk der Philosophin Heide Göttner-Abendroth, die menschliche Gesellschaften in der Geschichte und der Gegenwart gefunden und erforscht hat, welche diese Pflege des Ichs noch beherrschen. Sie spricht von matriarchalen Ethnien

1 Ich vermeide bewusst die Begriffe »gut« und »böse«. Ich spreche nicht vom »guten Kern«. Das sind Wertungen, die wenig zielführend sind.

und weiß, dass mit der Entwicklung patriarchaler Denk- und Verhaltensweisen die für eine gesunde Entwicklung eines Menschen notwendige und wesentliche weiblich-mütterliche Kraft pervertiert und in die Bedeutungslosigkeit getrieben wurde.

Diese Entwicklung sehe ich als allgemeine psychisch-gesellschaftliche Entgleisung, deren vielfältige geschichtliche Hintergründe bei der Philosophin Heide Göttner-Abendroth ausführlich beschrieben werden (z.B. Göttner-Abendroth 2019). Hinter diesen Entgleisungen steht eine erworbene, ungeheure und vom Individuum oft nicht als solche realisierte Angst durch die Frustration der genannten Grundbedürfnisse (Grawe 2000). Oder wie Rilke es poetisch formulierte: »Unsere größten Ängste sind die Drachen, die unsere tiefsten Schätze bewahren.«

Machtgier ist eine Entgleisung durch Frustration des Bedürfnisses nach Liebe, Anerkennung, Achtung und Sicherheit. Die Sucht, die Natur, den Menschen, die Frauen, die Andersdenkenden, die Andersgläubigen unter Totalkontrolle zu bringen, ist Folge des enttäuschten Bedürfnisses nach Sicherheit und Anerkennung. Dahinter steht die Angst, auf anderem Wege selbst nicht zum Zuge zu kommen. Aus dem Gefühl der Ohnmacht und der Bedeutungslosigkeit erwächst der Wunsch zu herrschen. Ebenso ist der weit verbreitete Perfektionismus, die Neigung, alles und jedes zu optimieren, eine Folge der tief innewohnenden Angst vor unkontrollierbar scheinenden Geschehnissen, die deshalb als bedrohlich wahrgenommen werden. Hinter solchen Umgangsweisen mit Mensch und Natur verbirgt sich das entgleiste Bedürfnis nach absoluter Kontrolle und egoistischer Nutzbarmachung und ein tiefes Misstrauen gegenüber den Kräften, die ein Eigenleben führen. Die Natur und mit ihr der Mensch sollen in ein Prokrustesbett gepresst werden.

Der Mensch ist ein Wunder; trotz aller in Jahrtausenden geschehenen Katastrophen hat sein zentraler Kern überlebt, und er ist in jedem neu geborenen Menschen aufs Neue angelegt.

In meiner Arbeit als Psychotherapeutin habe ich diesen immer wieder bei meinen PatientInnen gesucht und oft gefunden. Ohne das Wissen darum wäre keine Psychotherapie möglich. Und gäbe es dieses tiefe unzerstörbare Ich nicht, hätte die Menschheit die eigene

Gattung längst ausgerottet. Das Thema dieses Buches sind »innere Bilder«. Wie ich zu zeigen versuche, sind genau diese inneren Bilder ein hilfreicher Zugang zu diesem verschütteten inneren Ich.

Und dies führt mich zu meiner zweiten Grundüberzeugung:

Eher wird das Universum zugrunde gehen, als dass eine Totalkontrolle durch den Menschen Erfolg hat. Er kann morden, vernichten und auszumerzen versuchen, es wird ihm nicht gelingen, das Ziel der absoluten Kontrolle zu erreichen, außer vielleicht durch die totale Gesamtvernichtung. Aber dann gehen wir alle gemeinsam miteinander in einer großen Apokalypse unter. Die Kraft der Natur wird immer siegen. Der Respekt, die Achtung und Ehrfurcht und die Verneigung vor dieser Kraft ist das Geheimnis der Heilung; der Heilung des individuellen Menschen und der Menschheit allgemein.

Forscherfreude ist dann erfolgreich, wenn diese Grenzen erkannt und nicht der Hybris der Allmächtigkeit unterworfen werden. Auch dies spiegelt sich in der Arbeit mit den inneren Bildern.

So viel zu mir und meinen Überzeugungen.

Nun will ich allen Menschen danken, die mir diesen Blick (sic!) auf die innere unzerstörbare Seele ermöglicht haben. Dies sind: Lehrerinnen, wie Rita de Muynck und Heide Göttner-Abendroth, meine Eltern, und ganz besonders meine PatientInnen. Die Arbeit mit ihnen, ihre Offenheit und Bereitschaft, mich hinter die Kulissen schauen zu lassen, hat mir den Zugang zu diesem Reichtum ermöglicht, der sich in den Bildern niederschlägt.

Der unerschöpfliche Fundus der inneren Bilder, die ich darstelle, stammt von ihnen, sie sind auch Ergebnis meiner eigenen Phantasie, sie stammen aus den diversen Therapieverfahren (s. Theorieteil) und von vielen weiteren, mir nicht immer erinnerlichen Quellen. Ohne Anspruch auf Vollständigkeit, die in diesem Bereich ohnehin nicht zu erreichen ist, zeige ich ein Spektrum der Möglichkeiten auf, in denen Imaginationen zur heilenden Anwendung kommen können.

Mein Dank gilt aber auch all den Menschen, die mich bei der Gestaltung des Buches unterstützt haben: allen voran meiner Lektorin, Frau Dr. Treml-Begemann, und meinem Mann. Beide haben mir immer wieder Mut gemacht und mir beim Schreiben auf die Sprünge geholfen, wenn ich das Handtuch werfen wollte (sic!).

Dieses Buch wendet sich vorwiegend an PsychotherapeutInnen selbst, in eigener Praxis niedergelassene, in Ausbildung befindliche oder in Kliniken tätige.

Es erreicht auch interessierte LeserInnen, die aber bitte mit Sorgfalt für sich mit der Thematik umgehen mögen.

Alle Geschichten von PatientInnen sind so stark verändert, neu in Zusammenhänge gestellt und umgestaltet, dass die individuelle Person nicht identifizierbar ist.

Und schließlich: Die Berücksichtigung der Geschlechter ist endlich salonfähig geworden in Form des Binnensternchens in der Schrift und des Glottisschlags beim Sprechen.

Ich möchte in diesem Buch aber das Binnen-I beibehalten. Es entstammt einem jahrzehntelangen Kampf aufgeklärter Frauen (Pusch 1984), die mit ihm auf die Notwendigkeit der Geschlechtergerechtigkeit in Schrift und Sprache aufmerksam machen wollten. Sie wurden meist nicht gehört oder wenn, dann oft verhöhnt.

Ihnen zu Ehren behalte ich das Binnen-I bei.

Einleitung

Eine meiner Patentöchter, eine junge Studentin der Medizin und der Philosophie, war kürzlich (Herbst 2021) in Paris, um den von Christo und Jeanne-Claude verhüllten Arc de Triomphe zu sehen. Sie berichtete mir ganz ergriffen: »Der steht auf einem zentralen Platz und viele Straßen und Wege führen auf ihn sternförmig zu. Alles ist sichtbar, nur das Zentrum, um das es geht, ist verhüllt und verschleiert. Das hat mich ganz bewegt, weil es vielleicht immer so ist: Das Wesentliche ist unsichtbar.« Sie wird künftig, wenn sie einmal mit dem abstrakten Begriff des Wesentlichen zu tun hat, möglicherweise den verhüllten Arc de Triomphe als inneres Bild dazu sehen.

Dies ist ein sehr schönes, aus dem Leben gegriffenes Beispiel dafür, worum es mir in diesem Buch geht, nämlich die »inneren Bilder« und die verhaltenstherapeutische Arbeit mit ihnen.

Unter »inneren Bildern« verstehe ich vor allem konkrete visuelle Vorstellungen eines Menschen. Der Begriff kann sich jedoch auch auf alle Wahrnehmungsmodalitäten beziehen: Sie können visueller, akustischer, olfaktorischer, haptischer, kinästhetischer und geschmacklicher Natur sein. Für dieses erweiterte Verständnis wird in der englischsprachigen Literatur der Begriff des mentalen Prozesses verwendet. Gerne wird hier das beeindruckende Beispiel eines Bisses in eine Zitrone aufgeführt: Wenn ich Sie bitte, sich vorzustellen, Sie würden in eine Zitrone beißen, sehen Sie sie vielleicht vor sich, spüren sie in der Hand, riechen sie und vor allem: nehmen wahrscheinlich im Mund die Reaktion auf die Säure wahr, die Ihnen das Wasser im Mund zusammenlaufen lässt; möglicherweise spüren Sie ein Frösteln, eine Gänsehaut. Und die Zitrone ist nicht real vorhanden, sondern nur in Ihrer Vorstellung!

In den Erörterungen und Darstellungen in diesem Buch sind noch folgende Begriffe aus der inneren Bilderwelt von Bedeutung: Imagination, Einbildungskraft, Phantasie, bildhaft anschauliches Vorstellen.

Sie bezeichnen die Fähigkeit, innere Bilder in der Vorstellung zu entwickeln, sie mit allen Sinnen innerlich wahrzunehmen, sie in vielerlei Hinsicht zu gestalten, zum Beispiel durch Phantasiereisen oder geführte Imagination. Diese werden im praktischen Teil ausführlich beschrieben.

Die bisher erwähnten Begriffe beziehen sich auf das Individuum, auf individuelle personale Prozesse. Wir kennen aber auch kollektive, im allgemeinen Sprachgebrauch vorzufindende Bildrepräsentationen. Diese werden unter dem Sammelbegriff »Sprachbilder« zusammengefasst. Ein Sprachbild ist ein rhetorisches Stilmittel, welches darauf abzielt, ein Bild im Kopf des Gegenübers zu erzeugen. Mit anderen Worten: Das Gesagte wird bildlich ausgedrückt. Unsere Sprache verfügt über eine große Zahl an solchen bildlichen Ausdrücken, die wir alle beim Sprechen mehr oder weniger unbewusst gebrauchen (»Heute lacht die Sonne«). Sprachbilder finden sich u. a. als Metapher, Allegorie, Symbol, Synästhesie. Im Folgenden werden diese Begriffe jeweils kurz erklärt.

Eine *Metapher* ist ein sprachlicher Ausdruck, der aus seinem ursprünglichen Bedeutungszusammenhang in einen anderen übertragen und als Bild verwendet wird. Zwei Begriffe, die eigentlich nichts miteinander zu tun haben, werden miteinander verknüpft und haben Einzug in den allgemeinen Sprachgebrauch gehalten. Klassische Beispiele sind: die grüne Lunge einer Stadt, der Fels in der Brandung, jemandem das Wasser reichen können.

Eine *Allegorie* ist eine bildhafte Personifikation für einen Begriff: Justitia mit den verbundenen Augen und der Waage steht für die Gerechtigkeit.

Ein *Symbol* ist ein einzelnes, allgemeingültiges Zeichen, das für einen abstrakten Begriff steht. Es ist ein allgemein bekanntes Sinnbild für etwas, das immer mit diesem verbunden wird: Das Hufeisen steht für Glück, ebenso das vierblättrige Kleeblatt, die schwarze Katze für Unglück.

Die *Synästhesie* bezeichnet die Verbindung von Wahrnehmungseindrücken aus unterschiedlichen Sinnesmodalitäten: Es gibt Menschen, die Töne als Farben sehen, die Farben hören und dergleichen. Als sprachliches Stilmittel findet sie sich besonders in der Romantik. Ein Beispiel ist Brentanos »Abendständchen«, welches mit den Worten »Durch die Nacht, die mich umfangen, blickt zu mir der Töne Licht« endet.

Der kollektive Sprachgebrauch von Bildern spielt auch in diesem Buch eine wichtige Rolle. Jeder Mensch, der sich dieser allgemeinen Ausdrücke bedient, trägt nämlich zu jedem eine individuelle Repräsentation, ein eigenes konkretes Bild in sich. Und dieses Bild interessiert uns in der Therapie. Als Beispiel sei hier der bereits erwähnte, allgemein verwendete Ausdruck »Die Sonne lacht« erwähnt. Die eine Person sieht ein golden leuchtendes Gesicht am Himmel, das breit lacht. Die andere sieht die Sonne strahlend hell am Himmel und hört ein lautes fröhliches Lachen. Wieder ein anderer spürt die Hitze der Sonne auf der Haut und hört, wie sie kichert und lacht und mit Vergnügen ihre Strahlen ausschickt, um ihn zu streicheln. Und manch einer sieht die lachende Sonne über den Bergen, über dem Meer, über dem Dach seines Hauses.

Über das kollektive Bild hinaus kann in der therapeutischen Arbeit jede PatientIn SchöpferIn ihrer eigenen Sprachbilder, eigenen Metaphern, Allegorien, Symbole und Synästhesien sein: Ein inneres Bild der Mutter wird zum inneren Symbol für Liebe; ein Gespenst zur Allegorie für Angst und dergleichen.

Diese Schöpfungen können sehr kreativ sein und sich von der Realität weit entfernen, wie wir das auch aus Märchen und Sagen kennen: Tiere können sprechen, mystische Wesen, wie Geister, Gespenster und dergleichen, können vor dem geistigen Auge entstehen. Dies werde ich ausführlich im praktischen Teil an vielen Einzelbeispielen verdeutlichen.

Da uns in diesem Buch alle diese Bilderwelten nur als Ausprägung des inneren und individuellen Erlebens einer Person interessieren, werde ich bei den Darstellungen nicht mehr nach diesen einzelnen Unterarten differenzieren.

Innere Bilder jeglicher Art sind ein uralter Zugang der Menschheit, Phänomene fassbar und sichtbar (sic!) zu machen. So finden sich bereits aus der Altsteinzeit Figurinen von Frauen, wie die Venus von Willendorf, die als Allegorie für die nährende Mutter Erde verstanden werden können. Es wurden phantastische Bilder geschaffen von (Schutz-)Engeln, von merkwürdigen Mischwesen, wie dem Gott Pan, der Sphinx, dem Vogel Greif. Die Menschen im alten Ägypten haben das Himmelszelt als Göttin dargestellt, die sich über die Erdenscheibe beugt. In Malereien des Mittelalters finden sich versteckte Symbole wie die Lilie für die Unschuld, das Hündchen für die Treue. Dürer wählte als Bild für die Melancholie einen sinnierenden Engel, von geheimnisvollen Zeichen umgeben. Märchen und Sagen sind erfüllt von mystischen Metaphern und Symbolen, wie die sieben Zwerge bei Schneewittchen oder die 13 Feen bei Dornröschen.

Ganz prosaisch bedient sich auch die Werbung der Wirkung von inneren Bildern, bei denen zudem Stimmen, Töne und Melodien aktiviert werden, um die Wirkung zu verstärken. In den 90er Jahren bat eine Mineralölfirma ihre KundInnen, den Tiger in den Tank zu packen, wobei hier diese Aufforderung von einer festen, energetischen Männerstimme gesprochen wurde, die mit Lebenskraft und Entschlossenheit assoziiert wird. Autos werden mit halbnackten Frauen garniert, die per se da gar nichts verloren haben, aber suggerieren, dass der Käufer des Wagens eine solche Frau mit hoher Wahrscheinlichkeit würde ergattern können bzw. durch den Erwerb der per Bild erotisierten Maschine selbst an erotischem Interesse gewänne.

Auch in der Psychotherapie wird die Imagination schon lange nutzbar gemacht: in der Traumdeutung der Psychoanalyse, im katathymen Bilderleben, in der Hypnotherapie, beim Focusing, in der Gestalttherapie und im NLP. In den letzten Jahrzehnten wurden ausgezeichnete Therapiekonzepte entwickelt, in denen die Imagination ein wichtiger Bestandteil ist: die DBT, die Schematherapie, viele emotionsfokussierte Therapieformen, ACT und die diversen Therapiekonzepte zur Behandlung der Traumafolgestörungen. Ein umfassender Überblick über die vielfältige Bedeutung und Verwendung von Imaginationen in der Psychotherapie sowie detaillierte Referenzen und Literaturangaben finden sich bei Kirn (Kirn et al. 2015).

Auch die Verhaltenstherapie bedient sich der inneren Bilder in ausgesuchten Verfahren wie der Exposition in sensu bei Phobien, in der Behandlung von PTBS, oder sie leiht sich Interventionen aus der Gestalttherapie wie den »inneren Garten«, »das innere Kind«, die Tresorübung, um nur einige zu nennen.

Aber das Anwendungsfeld ist auch in der Verhaltenstherapie noch viel weiter und bunter. Dies will ich im vorliegenden Buch verdeutlichen.

Allgemein kann für die psychotherapeutische Arbeit gelten, dass alle emotionalen Prozesse mit Innenbildern unterlegt sind und dass eine intensive Emotion von einem Bild gleicher Intensität begleitet wird. Arntz et al. haben dies im Rahmen ihrer Untersuchungen zu traumatischen Stimuli aufgezeigt (Arntz et al. 2005).

Des Weiteren haben Holmes & Matthews in ihren Studien nachgewiesen, dass der Einsatz von Imaginationen zu intensiverem emotionalem Erleben führt als rein verbale Prozesse im Umgang mit demselben Material. Dies beziehe sich sowohl auf negative als auch auf positive Ereignisse (Holmes & Matthews 2005).

So können wir also davon ausgehen, dass die Berücksichtigung der inneren Bilder im Rahmen einer Psychotherapie eine intensivere Aktualisierung von affektiven Reaktionen und damit deren Bearbeitung ermöglicht. Die Einbeziehung von Imaginationen in den therapeutischen Prozess verhilft sowohl zu einem deutlich besseren Verständnis für das psychische Geschehen in der PatientIn und im therapeutischen Procedere als auch zu einer Vertiefung der psychotherapeutischen Interventionen.

Ich habe während meiner therapeutischen Arbeit die Erfahrung gemacht, dass die Berücksichtigung von Imaginationen eine wesentliche Bereicherung und Vertiefung der verhaltenstherapeutischen Behandlung bedeutet und sehr viele PatientInnen erheblich profitieren. Dies liegt daran, dass diese inneren Prozesse die Emotionen in einem sehr hohen Ausmaß spürbar machen helfen.

Denn uns TherapeutInnen ist das wesentliche Phänomen bekannt: Störungen, derentwegen Personen die psychotherapeutische Praxis aufsuchen, sind Störungen im emotionalen Verarbeitungsprozess. Viele unserer PatientInnen tun sich entweder schwer, Zugang zu ihren Emotionen zu finden, oder sie werden von Emotionen gequält oder überwältigt und fühlen sich diesen hilflos ausgeliefert.

Manchmal erleben wir als TherapeutInnen zudem, dass eine Behandlung stagniert. Immer wieder ergeben sich im Therapieprozess Stockungen, Stolpersteine, kurz Schwierigkeiten vielfältiger Art. Es lohnt sich sehr, diese jeweilige Stockung genauer anzuschauen. »Anschauen« im eigentlichen Sinn: Sehr häufig entdecken wir im Bereich der Imagination verborgene Aspekte, die uns den Prozess wieder fortzusetzen helfen.

Manche Menschen finden besonders leicht Zugang zu visuellen Innenbildern. Andere tun sich etwas schwerer und sind mehr auf die akustische Modalität fokussiert. Sie *hören* mehr in ihrem Inneren die Stimme des Vaters, als dass sie ihn vor sich sehen. Meine Erfahrung ist aber, dass alle Sinneskanäle im Menschen aktiv sind. Eine Trennung in rein bildhaft oder rein akustisch orientierte Personen ist, wie sich in meiner Arbeit gezeigt hat, nicht sinnvoll, obgleich diese Auffassung von einigen Autoren vertreten wurde. Alle Menschen reagieren auf allen Wahrnehmungskanälen. Sie unterscheiden sich nur in der Intensität dieser inneren Prozesse.

Imaginationsübungen können auch in einer Gruppe durchgeführt werden. Insbesondere in Selbsterfahrungsseminaren oder in Gruppentherapien halte ich sie für sinnvoll, um die Gruppenkohäsion zu fördern, aber auch um erlebbar zu machen, wie vielfältig die inneren Bilder zu einem Thema sein können.

Diese Gruppenarbeit ist sehr ergiebig und umfangreich. Ich will mich in diesem Buch auf die individuelle Arbeit mit inneren Bildern in Einzeltherapien beschränken und an dieser Stelle nur erwähnen, dass es diese Möglichkeit gibt.

Wichtige Hinweise und Warnungen:

Bitte befassen Sie sich mit den folgenden Ausführungen:

1. Ich will an dieser und an vielen weiteren Stellen dieses Buches ausdrücklich darauf hinweisen, dass die Arbeit mit inneren Bildern unter keinen Umständen die alleinige therapeutische Intervention sein darf. Sie ist vielmehr ein Teil des – wie im vorliegenden Fall – jeweils individuellen verhaltenstherapeutischen Gesamtkonzepts.

2. Im Buch werden einige Vorgehensweisen beschrieben, die bei schwerst belasteten Personen zu einer Dekompensation führen können. Hierzu zählen PatientInnen mit einer Posttraumatischen Belastungsstörung (PTBS), Psychosen jedweder Art, Wahnerkrankungen, schweren Depressionen vom Major-Depression-Typ. Zwar wird vor allem die PTBS sehr wohl u.a. mit imaginativen Methoden behandelt. Sie ist aber vielschichtig und bedarf einer höchst sensiblen, von ausgebildeten TraumatherapeutInnen durchgeführten Vorgehensweise. Ich bitte alle LeserInnen dringend, die unter schweren Ängsten, Traumen, Psychosen und schweren Depressionen leiden, nicht auf eigene Faust mit inneren Bildern zu »spielen«. Wenden Sie sich damit unbedingt vertrauensvoll an PsychotherapeutInnen.

3. Des Weiteren wissen wir von Menschen, die hochsensibel (hochsensible Persönlichkeit, HSP) sind. Sie werden leicht mit »neurotischen« Personen verwechselt, weil sie sehr sensitiv und damit natürlich auch störanfällig sind. Die Bundeswehruniversität in München führt derzeit diesbezüglich eine sehr interessante Studie durch (Meinersen et al. 2022 und Meinersen & Kruse 2022). Hochsensible Menschen sind in der Regel auch hoch imaginationsfähig, wie erste Ergebnisse der Studie aufzeigen. Betroffenen Menschen rate ich ebenfalls dringend von gewagten Selbstversuchen ab, insbesondere bei belastenden Innenbildern.

4. Zudem gibt es Menschen, die unter sehr schlimmen inneren Bildern leiden, die aus Horrorfilmen stammen könnten. Auch sie sollten nicht ohne therapeutische Unterstützung mit dem Bild experimentieren. Die Gründe für solche Horrorbilder sind vielfältig; auf jeden Fall werden Menschen davon geplagt, die sich ohnehin alles »sehr gut« vorstellen können, wie die eben erwähnten HSP. Ihnen sei eine therapeutische Behandlung angeraten; hilfreich sind hier, bis sie einen Therapieplatz gefunden haben, alle Phantasieübungen aus den Kapiteln 2.2.1.2 und 2.2.2.4, Abs. 2.

5. PatientInnen mit Drogenerfahrung, auch Cannabis, schädlichem Alkoholgebrauch und Medikamentenabusus in der Gegenwart und der Vergangenheit können Schwierigkeiten bei der Imaginationsverarbeitung haben. Diese Schwierigkeiten finden sich nicht nur im Umgang mit inneren Bildern, sondern auch bei der Bewältigung von

(belastenden) Emotionen allgemein. Psychotrope Substanzen erzeugen »künstliche« Gefühle wie Ruhe, Glückseligkeit, emotionale Klarheit, Wachheit und Leichtigkeit, Gleichgültigkeit und dergleichen. Mit künstlichen Gefühlen und dementsprechend künstlichen Innenbildern ist therapeutisch nicht zu arbeiten. Eine erfolgreiche Therapie, insbesondere der Einsatz von imaginativen Maßnahmen, braucht ein von Substanzen ungestörtes Gehirn. Das neuronale Netz muss erst von Substanzen, die eine künstliche Emotionalität bedingen, befreit werden.[2] Betroffene Personen mögen sich an ExpertInnen wenden und ebenfalls nicht ohne Unterstützung experimentieren.

6. Es gibt BehandlerInnen, die davon überzeugt sind, dass die menschliche Seele wiedergeboren wird. Das ist eine Glaubensüberzeugung, wie auch jede religiöse Jenseitsvorstellung. Als solche mag sie eine Daseinsberechtigung haben.

Diese Wiedergeburtshypothese wird aber leider zur Grundlage für Imaginationsübungen gemacht, in denen Menschen Kontakt zu einem früheren Leben aufnehmen sollen. Sie wird wie eine reale Tatsache gehandhabt. Bitte, das ist brandgefährlich! Ich hatte zwei PatientInnen, die durch eine solche »Übung« in eine handfeste Psychose geraten waren, bevor sie zu mir kamen.

7. Dann weiß ich von »BehandlerInnen«, die sich die Nöte und Sorgen ihrer PatientInnen anhören, eigene Bilder dazu produzieren (was keine Kunst ist) und diese für gewichtig genug halten, sie diesen Menschen als heilende Erkenntnisse zu suggerieren.

8. Und schließlich existiert die verführerische Idee, dass mittels Imagination verschüttete Erinnerungen freigelegt werden können. So kommen nicht selten PatientInnen mit der Frage in eine Psychotherapie, ob sie in ihrer Kindheit missbraucht wurden, denn sie fühlten sich etwa im Umgang mit Männern schlecht. Und darüber wollen sie durch Imaginationsübungen mehr herausfinden. Wir wissen aber von der Tatsache der »false memories«: Unsere Erinnerungen

---

2 Allerdings gibt es eine Medikamentengruppe, die ich davon ausdrücklich ausnehme: Es handelt sich um die Gruppe der Antidepressiva. Diese erzeugen nicht solche künstlichen Gefühle, sondern regulieren wesentliche relevante Stoffwechselprozesse. ÄrztInnen können Sie dazu gut aufklären.

sind ein Konstrukt, welches auf vielfältige Weise zusammengebaut wird, und der sogenannte Rückschaufehler ist ein Faktum, welches auch bei kürzer zurückliegenden Geschehnissen eine große Rolle spielt. Die Psychologie der Zeugenaussagen weiß ein Lied davon zu singen. Es ist möglich, wie im Buch ausführlich dargestellt, mit Erinnerungsbildern zu arbeiten. Es ist möglich, heilend mit einschlägigen bedrohlichen Bildern umzugehen. Aber nach meiner Auffassung ist es nicht möglich, Erinnerungsbilder aufzudecken, die eine belastbare Aussage über reales Geschehen in der Vergangenheit zulassen würden.

Wohl gibt es Symptome, die den Schluss zulassen, dass in der Kindheit Missbrauch und Gewalt stattgefunden haben müssen. Diese meine ich nicht. Sie werden dank exzellenter Forschung zur Traumabehandlung während der letzten zwei Jahrzehnte inzwischen gut von ExpertInnen in Kliniken und Ambulanzen behandelt. Ich rede von der Idee der Aufdeckung von Ereignissen, die eventuell einmal stattgefunden haben. Eine solche »Aufdeckung« hat schon oft großes Unglück über Familien und auch die betroffenen PatientInnen gebracht.

Bitte passen Sie auf sich und Ihre PatientInnen auf.

KAPITEL 1

Theoretischer Hintergrund

1.1 Beiträge aus der Hirnforschung

Wenn wir Psychotherapie als einen Prozess verstehen, der psychisch leidenden Menschen zu einem veränderten Erleben verhelfen soll, dann müssen wir Wege finden, die Emotionen zu verstehen und zu verändern.

Es besteht eine sehr enge Verknüpfung von inneren Bildern mit Emotionen, und diese ist äußerst wirkmächtig. So zeigt sich im Alltag, aber auch in der Therapie, oft eine auffallende Resistenz von Gefühlen gegen verbal-logische Maßnahmen und Ratschläge. Menschen verharren oft wider jedes bessere, auch jedes bessere eigene Wissen auf ihrer »Sichtweise«, die sie sich nicht »ausreden« lassen wollen oder können. Sätze wie beispielsweise »Ich weiß ja, dass xy richtig ist, aber …« sind typisch. Diese Beharrlichkeit wird nicht selten vom Gegenüber als »Bockigkeit«, »Starrsinn« oder »Trotz« missverstanden. Die neuere Hirnforschung liefert uns erste Erklärungsansätze für dieses Phänomen.

Nach ihrem derzeitigen Stand gehören innere Bilder hirnphysiologisch zu den mentalen Repräsentanzen, als deren biotische Grundlage sog. neuronale Repräsentanzen anzusehen sind, also hochkomplizierte, nach bestimmten Erregungsmustern in den Nervenzellen aktivierte synaptische Verschaltungen. Diese sind das funktionelle Informationspotential, das die Entstehung bewusster Vorgänge ermöglicht. Mentale Repräsentanzen basieren auf den aus dem Inneren des Organismus und der Außenwelt einfließenden Informationen, die im Gehirn aufgenommen und zusammen mit den im Gedächtnis gespeicherten Informationen verarbeitet werden. Es besteht keine »Widerspiegelung«, d. h. keine Punkt-zu-Punkt-Projektion der

Umwelt im Gehirn des Menschen. Vielmehr erschafft sich jeder Mensch im Laufe seiner Entwicklung eine Vorstellung von sich und seiner Stellung zur Umwelt.

Das Gehirn hat bis ins hohe Alter eine hohe Plastizität. Das bedeutet, dass neue Erfahrungen auch bis ins hohe Alter immer neue neuronale Vernetzungen erzeugen.

Ein äußeres Bild kann bewusst aufgenommen werden, wenn die von ihm erzeugten Erregungsmuster so intensiv sind, dass sie sich auf die assoziativen Areale und auf die für die Bewertung der Erregungszustände zuständigen Bereiche des Kortex ausbreiten (Hüther 2015, S. 23). Ebenso scheint nach dem derzeitigen Stand der Hirnforschung gesichert, dass auch innere Bilder, also Vorstellungen, dieselben Areale des Gehirns aktivieren, die für die Wahrnehmung und Bewusstmachung primärer Sinneseindrücke zuständig sind. So entstehen etwa visuelle Innenbilder auf demselben Feld der Sehrinde, das auch beim tatsächlichen Sehen des Gegenstandes aktiviert wird. Entsprechendes gilt, wenn ein Mensch »mit dem geistigen Auge fühlt« (vgl. Thompson 2012, S. 472) oder sich eine Handlung nur vorstellt; bildgebende Verfahren lassen auch insofern keine eindeutigen Unterscheidungen zu einer tatsächlich ausgeführten Handlung zu (Hüther 2015, S. 86).

Innere Bilder sind wirkmächtig, weil aufgrund von bestimmten Aktivierungsmustern das Gehirn in der Lage ist, handlungsleitende innere Bilder, innere Leitbilder, zu erzeugen (Hüther 2015, S. 36. »Bilder generierender Apparat«), ins Bewusstsein zu heben, zu kommunizieren und auch einen Fundus kollektiver Bilder zu schaffen. Auf der Ebene des Individuums bewirken sie eine Veränderung der Genexpression, etwa dadurch, dass Nervenzellen neue Gensequenzen »abschreiben« und andere stilllegen. Das bedeutet, dass Bilder, auch Innenbilder, in ihrer Stabilisierung und Veränderung dazu beitragen, das Gehirn selbst zu strukturieren (Hüther 2015, S. 58). Das gilt insbesondere für das »Bild von uns selbst« und unsere Stellung in und zu der Welt. Zudem sind nach der neueren Hirnforschung innere Bilder in Form von in den höheren Arealen der Hirnrinde angelegten »Erwartungsbildern« in der Lage, (neue) Wahrnehmung bewertend zu steuern, indem das eingehende »Wahrnehmungsbild«

lediglich bestätigt, als nicht übereinstimmend verworfen oder als teilweise übereinstimmend zur Öffnung und Erweiterung des »Erwartungsbildes« zugelassen wird (Hüther 2015, S. 23, 76 f.).

Auf entsprechende Weise scheinen innere Bilder auch das Denken, Fühlen und Handeln zu bestimmen. Sind bei nur Vorgestelltem dieselben Gehirnareale betroffen wie bei tatsächlich durchgeführten Handlungen, ist davon auszugehen, dass sie auf bereits angelegten Repräsentanzen (Verschaltungsmuster) beruhen, die insbesondere bei starker emotionaler Beteiligung leicht abrufbar sind. Je größer – und das betrifft unsere Arbeit – der (Leidens-)Druck des Patienten ist, desto leichter fällt er daher in die gewohnten Denk-, Gefühls- und Handlungsmuster zurück (Hüther 2015, S. 81ff.). Hirnphysiologisch betrachtet besteht unsere Aufgabe im »Überschreiben« der vorhandenen Repräsentanzen.

Vertiefende Veröffentlichungen zum Thema finden sich bei Anna Abraham (Abraham 2016). Bei Meinersen-Schmitt werden wir mit dem Focus auf die Erforschung der hochsensiblen Persönlichkeit ebenfalls wertvolle neurowissenschaftliche und psychologische Studienergebnisse erwarten dürfen, da HSP über auffallend intensive innere Bilder verfügen.

1.2 Verortung im verhaltenstherapeutischen Rationale

Die Verhaltenstherapie hat aufgrund sorgfältiger Studien bereits in ihren Anfängen den Zusammenhang von Verhalten und Emotionen verstanden: ein verändertes Verhalten kann zu veränderten Emotionen führen und umgekehrt. Insbesondere das Vermeidungsverhalten, ein Vorgehen also, welches die unangenehmen, quälenden Emotionen der Angst, der Traurigkeit, der Verzweiflung, Selbstabwertung, um nur einige zu nennen, verhindern helfen soll, wurde entlarvt als eben die Verhaltensstrategie, die dazu beiträgt, dass diese Emotionen langfristig aufrechterhalten bleiben.

Beispiel: Aufrechte Haltung, deutliches Sprechen, Blickkontakt erzeugen Gefühle der Sicherheit, wohingegen gebückte Haltung, leises Nuscheln und Ausweichen mit den Augen das Gefühl der Unsicherheit vertiefen.

In der sogenannten zweiten Welle der Verhaltenstherapie (kognitive Verhaltenstherapie) wurde darüber hinaus die Bedeutung der Kognitionen, also der Gedanken, Einstellungen, Grundhaltungen etc. erkannt. Man hat verstanden, dass Emotionen eng von begleitenden Gedanken abhängen und umgekehrt.

Beispiel: Gedanken wie »Ich schaffe das« oder »Ich bin ein wertvoller Mensch« oder »Die Menschen in meiner Umgebung sind zu einem hohen Prozentsatz freundlich gestimmt« triggern Gefühle des Selbstvertrauens, des Selbstwertes und der Sicherheit. Die gegenteiligen Gedanken (»Ich kann das nicht«, »Ich tauge nichts«, »Ich bin wertlos« und »Keiner mag mich«) hingegen erzeugen und vertiefen Gefühle der Inkompetenz, der Wertlosigkeit und der Angst und erhalten sie aufrecht.

Neben dem Verhalten und den Gedanken gibt es noch zwei weitere Ebenen, über die Zugänge zu den Emotionen möglich sind.

Dies ist zum einen die Ebene der Körperreaktionen. Die Emotionen sind mit dem Körpergeschehen eng verknüpft und wechselweise voneinander abhängig.

Ein Beispiel: Angst zeigt sich in verschiedenen körperlichen Erscheinungsformen: Verspannung, Zittern, Erröten, Schwitzen etc. Die Wahrnehmung dieser Körperreaktionen erzeugt und vertieft in der Umkehrung die zugehörigen Emotionen, in diesem Fall der Angst (s. Teufelskreis der Angst nach Margraf & Schneider 2018).

Die vierte Ebene, auf der Zugang zum Erleben und Fühlen möglich wird, ist diejenige, die uns in diesem Buch beschäftigt. Das ist die Ebene der weitgefächerten inneren Repräsentationen der diversen Wahrnehmungsmodalitäten, der inneren Bilder. Auch hier besteht die beschriebene Wechselwirkung zwischen Emotionen und diesen Repräsentationen.

Etliche Modelle in der Verhaltenstherapie beschreiben die vorausgehenden, begleitenden und nachfolgenden Bedingungen für Verhalten, Denken, Fühlen und körperliche Reaktionen eines Menschen (horizontale Verhaltensanalyse).

Nur in einem dieser Modelle ist die Imagination enthalten. Es handelt sich um das BASIC-ID-Schema von Lazarus (Lazarus 1995). Der Autor hat dann auch ein Buch zu den Innenbildern und ihrer Anwendung im therapeutischen Prozess veröffentlicht (Lazarus 2006). Bei Lazarus ist das (problematische) Verhalten eingebettet in mehrere Modalitäten: Affekte, Empfindungen, Imaginationen, Kognitionen und interpersonale Beziehungen sowie gesundheitliche Aspekte und Gebrauch von Medikamenten, psychotropen Substanzen, Drogen etc.

Das in der Verhaltenstherapie am häufigsten verwendete Modell einer horizontalen Verhaltensanalyse ist das SORC-Schema. Deshalb wird hier ausführlicher darauf eingegangen und die psychologischen Prozesse werden durch bewusste Arbeit mit Imaginationen darauf bezogen. Auch werden die verschiedenen Modalitäten bedacht.

Steuerungselemente für das (problematische) Geschehen (R) sind:

- auslösende Situationen (S),
- gesundheitliche und körperliche Aspekte sowie lebensgeschichtlich erworbene Planstrukturen, Grundeinstellungen, Grundüberzeugungen und überdauernde körperliche Faktoren (O) und
- die Folgen und Wirkungen (C) von R.

Die Ebene der Reaktionen (R) hat vier Aspekte:

- die Gedanken (R kognitiv),
- die Gefühle (R emotional),
- körperliche/physiologische Responses (R physiologisch) und
- das beobachtbare Verhalten (R motorisch).

Der Aspekt der inneren Bilder ist dabei nicht berücksichtigt.

Allerdings weisen Kanfer et al. (2012, S. 361 f.) darauf hin, dass Imaginationen wertvolle therapeutische Aspekte darstellen: »Phantasie- und Vorstellungsübungen sind besonders wirksame Möglichkeiten im therapeutischen Setting, weil sie den Klienten dazu führen, die ganze Bandbreite seines sensorisch-perzeptuellen Systems auszuschöpfen (visuell, auditiv, taktil, sensomotorisch, affektiv, verbal, kognitiv).«

Im erwähnten SORC-Schema ordne ich die Imagination zwei Variablen zu:

1. Das ist zum einen die O-Variable. Da sie, wie erwähnt, die in der gesamten Biographie erworbenen Grundannahmen, Einstellungen und Planstrukturen umfasst, beinhaltet sie auch die damit verbundenen Innenbilder und Emotionen.

Die Grundannahme eines Menschen zu sich selbst könnte etwa lauten: »Ich bin ein Versager.« Diese Grundannahme ist eng verbunden mit Bildern aus der Erinnerung oder der Phantasie (s. Beispiel unten): »Mental imagery occurs when perceptual information is accessed from memory, giving rise to the experience of seeing with the mind's eye, hearing with the mind's ear and so on« (Kosslyn et al. 2001).

2. Das ist zum zweiten die R-Variable. Die Imagination kann entweder als fünfte Dimension von R aufgenommen werden oder zu R kognitiv hinzugerechnet werden.

Wenn wir Kognitionen als nicht von außen beobachtbare Abläufe verstehen, sondern als Vorgänge auf der »subjektiv-kognitiven Ebene, (meist verbal geäußerte) subjektive und gedankliche Aspekte; zum Beispiel: ›Ich bin traurig.‹ […] ›Ich fürchte mich vor der Prüfung.‹ […] ›Hoffentlich geht die Situation gleich vorbei.‹ […] ›Ich fühle mich unwohl, weil die Leute um mich herum so ängstlich schauen‹«, dann sind die imaginativen Prozesse hier leicht zu subsumieren.

Auch Hirsch & Holmes (2007) weisen darauf hin, dass Kognitionen in Form von verbalen Gedanken oder mentalen Imaginationen auftreten. So sind diese Kognitionen nach ihrem Verständnis Gegenstand der kognitiven Verhaltenstherapie (KVT).

Das SORC-Modell ist ein wesentlicher und erforderlicher Bestandteil in der verhaltenstherapeutischen Arbeit und Basis für die Erstellung der funktionalen Analyse des Problemgeschehens für die weiteren therapeutischen Planungen.

Dies möchte ich im Folgenden anhand eines SORC-Schemas innerer Bilder beispielhaft verdeutlichen.

Herr Schüchtern, 30 Jahre alt:

S: Am Arbeitsplatz. Der Chef legt Herrn S. ein von ihm bearbeitetes Paper vor und sagt: »Das müssen Sie bitte noch einmal überarbeiten; da sind noch Lücken drin; bitte legen Sie mir die Arbeit mit eingefügten Korrekturen morgen auf meinen Schreibtisch.«

O: Grundannahme zu sich selbst als Schüler und allgemein:

»Ich bin dumm, langsam und schlechter als die anderen«; »Ich bin auf der Schattenseite des Lebens geboren, alle anderen sind fröhlicher, schlauer …«; »Ich bin langweilig für die anderen«.

Mögliche Bilder: Herr S. sieht sich als Schüler, der vom Lehrer vor der Klasse lächerlich gemacht wird, weil er ein Wort falsch geschrieben hat.

Er sieht sich als kleinen schmutzigen Kerl mit Rotznase.

Er sieht sich umringt von lachenden fröhlichen Kindern, die ihn nicht mitspielen lassen, weil er der Dumme ist.

Er sieht sich an der Tafel stehen und an einer Multiplikationsaufgabe scheitern.

Er hört den Lehrer, die anderen, spürt seinen Körper und fühlt seine Angst und Scham.

Grundannahmen/Einstellungen (zur Welt und zu den Menschen allgemein): »Die Welt ist hart.«; »Die Menschen sind egoistisch, selbstsüchtig und hartherzig«.

Mögliche Phantasien: Herr S. sieht eine Gruppe von Menschen mit hochmütigen Gesichtern, in Pelze gekleidet, und neben ihnen sitzt ein Bettler, den sie nicht beachten.

Er sieht ein Kind, das auf der Straße vom Vater geschlagen wird, und die Passanten gehen gleichgültig weiter; er hört das Kind weinen und den Vater brüllen.

Einige Oberpläne/Pläne: »Verhindere mit allen Mitteln, dass diese harte Welt erkennt, wie schwach du bist«; »Tue alles, damit du halbwegs ungeschoren davonkommst«; »Tue alles, damit du wenigstens ein wenig Anerkennung für dich abzweigen kannst«; »Verhindere auf alle Fälle, dass du dich blamierst, denn dann bist du erledigt«.

Mögliche Phantasie: Herr S. sieht sich unter einer Brücke sitzen und betteln. Er riecht schlecht. Die Leute kichern, wenn sie ihn sehen, rümpfen die Nase, halten sich die Nase zu.

R kognitiv: »Um Gottes Willen, wie peinlich!«

»Das kann ich nicht.

»Ich weiß nicht, was ich tun soll, was er von mir erwartet.«

»Was denkt der jetzt von mir?«

Mögliche Phantasien: Herr S. sieht sich hilf- und ratlos an seinem Schreibtisch sitzen; er sieht sich mit glühend rotem Kopf und wackelnd auf seinem Stuhl, der mitwackelt; er sieht sich klein und schmutzig …; er hört, wie der Chef schnaubt.

R physiologisch: Zittern, Erröten, Kurzatmigkeit

R emotional: Scham, Angst

R Verhalten: Herr S. entschuldigt sich mehrfach: »Das tut mir wahnsinnig leid«; »Wie konnte mir das nur passieren?«; »Reicht es Ihnen wirklich morgen?«; »Ich kann auch Überstunden machen, unbezahlte natürlich«.

C: Die Kollegen haben die Interaktion mitbekommen und schauen schweigend zu. Der Chef murmelt irgendetwas Unverständliches und verlässt den Raum.

Das Verhalten der Kollegen und des Chefs wird nun als zweite S erneut eine Reihe von R auslösen.

Ich wähle hierfür nur die mögliche R kognitiv: »So, jetzt ist es passiert«; »Die anderen lachen über mich«; »Ich habe alle Achtung verloren«; »Der Chef wird jetzt überlegen, wie er mich loswird«; »Wenn ich die Stelle verliere, habe ich keine Chance mehr«; »Hoffentlich konnte ich ihn mit meinem Verhalten besänftigen«.

Mögliche Phantasien: Herr S. sieht und hört die Kollegen versteckt prusten, sich gegenseitig anstoßend auf die Schenkel klopfen, mit dem Zeigefinger an die Stirn tippen; und er sieht, wie er seinen Schreibtisch abräumen muss, weil ihm gekündigt wurde.

1.3 Der Gegenstand dieses Buches

Wir alle sind ständig begleitet von inneren Geschehnissen, die visueller, sensitiver, akustischer und/oder olfaktorischer Natur sein können, die also aus dem Wahrnehmungsspektrum stammen. Wir sind ständig durchdrungen von inneren Bildern und Filmen aus der Phantasie oder der Erinnerung, aus echter Erinnerung oder konstruierter (false memories). Und sie sind immer Trigger für Gefühle und umgekehrt.

Diese begleitenden inneren Bilder sind uns aber meistens nicht bewusst. Wir sind in unserer Wahrnehmung auf die reale Situation konzentriert und wundern uns vielleicht, weshalb wir uns ängstlich fühlen, obwohl doch gerade kein angstauslösendes Ereignis stattfindet.

Diese Innenbilder sind individuell wie ein Fingerabdruck. Menschen können dieselben Gedanken haben, wie: »Die anderen denken schlecht über mich.« Oder: »Allen geht es besser als mir.« Oder: »Ich halte das nicht mehr aus.«

Sie können dieselben körperlichen Empfindungen haben, wie Herzrasen, Zittern, Schwindel.

Sie können in derselben Weise ihre Gefühle benennen, wie Ängste, Traurigkeit, Schuld.

Und sie können dieselben Verhaltensweisen zeigen, wie kichern, schreien, aufstehen, den Raum verlassen, freundlich mit anderen reden.

Aber sie haben nie dieselben inneren Wahrnehmungsprozesse und Phantasien, denn diese beruhen auf individuellen Erfahrungen und Erinnerungen.

Diese Welt der mentalen Prozesse kann sehr melodramatisch, kitschig, auch übertreibend, plakativ, schwülstig und unabhängig von dem sein, was wir »guten Geschmack« nennen. Unser Ziel braucht nicht zu sein, den Geschmack unserer PatientInnen zu verfeinern; das leistet (hoffentlich) die Kunst (na ja …). Schauen wir uns die Welt der Werbung an, dann verstehen wir, weshalb diese so wirksam ist. Sie bedient sich plakativer, die Emotionalität unmittelbar ansprechender Bilder, Worte und Klänge. Und mit der Phantasie berühren wir mentale Prozesse aus früher, zum Teil sogar noch vorsprachlicher, Zeit in der Entwicklung unserer PatientInnen. Deshalb reagieren manche Menschen, wenn sie davon hören, so: »Das ist kindisch, infantil.« Kindisch ist dieser Zugang nicht, aber sehr wohl kindlich.

Die Kunst und Aufgabe besteht darin, im therapeutischen Geschehen diese individuellen inneren Prozesse ins Bewusstsein zu holen, sie wertzuschätzen und sie so für die therapeutische Arbeit nutzbar zu Wie wir in der Verhaltenstherapie mit inneren Bildern und Wahrnehmungen, mit Metaphern und Phantasiereisen zum Wohl der PatientInnen arbeiten können, zeigt nun der praktische Teil des Buches.

KAPITEL 2

Praktischer Teil

Innere Bilder können auf vielfältige Weise im verhaltenstherapeutischen Procedere genutzt und bearbeitet werden. Die Arbeit mit ihnen hilft und unterstützt uns bei der Behandlung; sie ist nicht die Behandlung selbst. Diesen Hinweis werde ich im Folgenden gerne immer wieder einmal geben. Er ist wesentlich, und ich weiß, dass Bücher oft nicht von Beginn an, sondern auszugsweise gelesen werden. Ich will das häufige Missverständnis unbedingt verhindern, die Imaginationsarbeit sei der alleinige oder der Hauptteil der therapeutischen Arbeit.

Ohne Anspruch auf Vollständigkeit werden die diversen Handlungsoptionen an Beispielen vorgestellt.

Imaginationen können auf vielfältige Weise in das therapeutische Gespräch integriert werden (Kapitel 2.1). Sie können aber auch auf ebenso vielfältige Weise Teil des therapeutischen Prozesses an sich sein (Kapitel 2.2).

Die dargestellten Bilder stammen aus meiner therapeutischen Arbeit, aus Berichten von KollegInnen, aus eigenen Erfahrungen und aus Erzählungen von FreundInnen. Ich habe die Schilderungen anonymisiert und die Hintergründe so verändert, dass keine konkrete Person erkannt werden kann. Sollte jedoch eine Leserin, die einmal bei mir in Therapie war, eines ihrer Innenbilder entdecken, will ich mich an dieser Stelle noch einmal ausdrücklich bedanken. Sie hat meine psychotherapeutische Arbeit und auch mich persönlich bereichert. Ich freue mich, dass ich diese Bereicherung im Rahmen dieses Buches weitergeben kann.

2.1 Die Integration von inneren Bildern in das therapeutische Gespräch

2.1.1 In die Sprache einfließen lassen/in Bildern sprechen

Es ist sinnvoll, die PatientInnen von Behandlungsbeginn an mit der Imagination vertraut zu machen. Wir sprechen von Beginn an in der Sprache der Imagination.

Damit erzeugen wir scheinbar nebenbei Kontakt zu bildhaften Ereignissen. Mit dieser Sprache nähern wir uns im therapeutischen Gespräch den Emotionen der PatientInnen mehr, als wenn wir nur im Abstrakten sprechen, und stellen somit eine Beziehungsvertiefung her. Alle Gespräche können so verdichtet werden.

Im Folgenden will ich das anhand von einigen ausgewählten Beispielen aus typischen Inhalten therapeutischer Gespräche verdeutlichen. Dabei werden die verschiedenen imaginativen Interventionen zum Zug kommen wie Metaphern, Bilderreisen, ganze Geschichten etc.

2.1.1.1 Während der ersten Sitzungen

Hier lernen TherapeutIn und PatientIn einander kennen. Sie wollen die Patientin verstehen und ihr Ihre Empathie geben. Sie wollen ihr Mut zusprechen und Hoffnung auf eine Lösung ihrer Nöte geben. Mitteilungen wie »Die VT ist eine sehr wirksame Behandlungsform. Aufgrund dessen, was ich von Ihnen gehört und mit Ihnen zusammen angeschaut habe, bin ich sicher, dass Sie von dieser Therapieform profitieren können«, werden durch folgende Sätze eine emotionale Vertiefung erfahren:

»Sie werden sehen, dass auch Ihre Welt wieder bunt werden kann.«

»Auch Ihre Welt wird wieder zum Klingen kommen.«

»Sie werden auch wieder ermutigende Stimmen in Ihrem Inneren hören können.«

»Sie werden sich in Ihrer Haut wieder wohler fühlen können.«

»Sie werden auch die Leichtigkeit wieder spüren können.«

Hilfreich ist, wenn Sie das nützen, was Sie schon über Ihre PatientIn wissen. Hat sie Ihnen beispielsweise bei der Schilderung ihrer Probleme gesagt, dass sie immer so gerne am Meer war, bevor sie so depressiv wurde, dann können Bezugnahmen darauf besonders hilfreich sein:

»Das Rauschen des Meeres, der Geruch der Meeresluft, der Meereswind wird für Sie wieder da sein.«

»Der weite, scheinbar endlose Horizont des Meeres wird für Sie wieder sichtbar werden.«[3]

2.1.1.2 Bei der Zielformulierung

Bilder sind eine große Hilfe für PatientInnen bei der Suche nach den Behandlungszielen und Erwartungen an die Therapie. Viele Menschen sind oft so auf ihre Leiden fokussiert, dass sie gar nicht recht ausdrücken können, was sie eigentlich mit der Therapie erreichen wollen.

Bilder machen es leichter, konkrete Ziele zu formulieren, was in der Verhaltenstherapie gleich zu Beginn angezeigt ist.

Die Fee und das gelöste Problem ☆

Eine bekannte Imagination ist die Fee. Die PatientIn wird gebeten, sich vorzustellen, eine Zauberfee würde erscheinen und ein interessantes Angebot machen: »Ich kann zaubern und dein Problem lösen. Du kannst aufwachen und dein Tag beginnt wie immer, aber dein Problem ist gelöst. Es gibt aber eine Einschränkung: Alles um dich herum ist, wie es war; die Menschen, deine Umgebung, deine Arbeit, was auch immer. Und doch ist dein Problem gelöst.«

Die TherapeutIn bittet nun die PatientIn, sich auf diese Vorstellung einzulassen, und fragt etwa: »Woran erkennen Sie, dass Ihr Problem gelöst ist; was ist anders; was hat sich verändert?«

Ein Patient antwortete, unterstützt durch förderndes Fragen: »Ich stehe wie immer morgens unter der Dusche und denke an den vor mir liegenden Arbeitstag. Es graut mir aber nicht, sondern ich spüre Mut und Entschlossenheit. Ich bin fest entschlossen, heute zu kündigen. Ich denke nur an meine Ideen, wie es weitergeht beruflich. Ich habe ein Angebot, bei dem ich weniger verdiene, welches mir aber

3 Die Hypnotherapie (Erickson & Rossi 2022) kann hier eine Menge sehr wertvoller und bunter (sic!) Bilder beitragen; sie ist eine sprudelnde Quelle (sic!) auf diesem Gebiet …

besser gefällt (das war konkret so gegeben), und ich entscheide mich für meine Gefühle und nicht für das Geld. Als ich angezogen bin, gehe ich zum Frühstück und erzähle meiner Frau davon. Sie klagt und will mich davon abhalten. Ich kann bei mir bleiben und ihr erklären, dass ich es anders nicht mehr aushalte. Sie streitet mit mir, aber ich kann sagen, dass ich ab jetzt auf meine seelische und körperliche Gesundheit achten werde. Sie heult und macht mir Vorwürfe. Ich lasse mich nicht (mehr) beeinträchtigen. Ich stehe auf und fahre zur Arbeit.«

Die Imagination wurde noch fortgesetzt, aber hier wird etwas Wichtiges deutlich: die Veränderung liegt allein in dem Patienten und nicht in den äußeren Gegebenheiten. Und eines der Ziele lässt sich nun gut konkret formulieren:

»Ich will lernen, meine Gefühle ernst zu nehmen, meine Gesundheit über andere Interessen stellen; ich will des Weiteren lernen, mich gegen Vorwürfe, Klagen und Versuche von meinen Bedürfnissen abzubringen, zu wehren, ohne zerstörerisch zu werden. Ich werde dann sehen, wie es mit meiner Ehe weitergehen wird. Ich will mich von meinen Ängsten, Fehler zu machen, verlassen zu werden, freimachen; mich nicht mehr von ihnen einschränken lassen.«

Der Patient hatte eine gute bildhafte Vorstellung bekommen von seinem gelösten Problem und davon, dass er selbst es ist, der sich verändern muss.

Damit waren dieses und noch weitere Ziele abgesteckt, und der Behandlungsplan, also die gemeinsame Festlegung der Maßnahmen, konnte formuliert werden.

Die Sorgen der Ehefrau und damit die eheliche Beziehung wurden dabei selbstverständlich in Paargesprächen thematisiert und in den Behandlungsplan integriert.

2.1.1.3 Psychoedukation

VerhaltenstherapeutInnen sind gehalten, eine sogenannte Psychoedukation zu Therapiebeginn und während des Therapieverlaufs durchzuführen. Im engeren Sinn wird damit gemäß der Transparenz die Aufklärung über die Besonderheit des verhaltenstherapeutischen Vorgehens sowie die Erläuterung der gestellten Diagnose allgemein und die Genese, Aufrechterhaltung und Behandlungsmaßnahmen des individuellen Problems der Patientin verstanden.

Ich fasse den Begriff viel weiter. Unsere PatientInnen sollten während des gesamten Therapieverlaufs immer wieder genau aufgeklärt werden. Unangemessene Erwartungen, schwierige Therapiesituationen, Besonderheiten emotionaler Störungen, kurz: Probleme und Themen, die im therapeutischen Prozess immer wieder auftauchen, müssen so transparent wie möglich erklärt und verdeutlicht werden.[4]

Das ist nicht immer einfach, weil fast alle unsere PatientInnen aus ganz anderen Berufen und damit anderen Denkschemata kommen, denen die Psychologie, ihre Erkenntnisse und ihre Sprache fremd sind. Wir geraten dabei leicht in die Gefahr des Dozierens über Inhalte, die für die PatientInnen abstrakt und damit emotional wenig erlebbar sind. Damit bleiben für sie die Inhalte blass und verlieren sehr schnell ihre Wirkung. Nicht selten höre ich in den Supervisionen die Klage der angehenden TherapeutInnen: »Das habe ich der Patientin doch schon zigmal erklärt, und nun fängt sie wieder an und fragt.«

Die Sprache in Bildern, Allegorien, Symbolen und Metaphern kann hier hilfreich sein.

Dabei ist wichtig, dass sich die TherapeutIn bei jeder Bildpräsentation versichern sollte, ob die PatientIn Zugang dazu hat. Auch hier ist die Möglichkeit für die TherapeutIn nahezu unbegrenzt, und sie kann gut ihre eigene Phantasie spielen lassen.

Im folgenden Abschnitt stelle ich Bilder und Bildsequenzen vor, die in meiner therapeutischen Arbeit zur Anwendung kamen. Teilweise stammen sie aus meiner eigenen Phantasie, teilweise aus der Literatur.

Übrigens: Vieles von dem, was ich hier an dieser Stelle aufführe, taucht später unter veränderten Vorzeichen erneut auf, nämlich im Rahmen der Modifikation (Kapitel 2.2).

---

4 Dies ist ein wesentliches Prinzip in der Verhaltenstherapie: PatientInnen werden als mündige Ratsuchende verstanden, die auf Augenhöhe so genau wie möglich aufgeklärt werden sollen. Sie werden deshalb in der verhaltenstherapeutischen Literatur oft auch als KlientInnen bezeichnet.

Erläuterung des verhaltenstherapeutischen Vorgehens

Der Weg und die Vorgehensweise der Verhaltenstherapie allgemein sowie das Prinzip der Eigenverantwortung sollen der PatientIn gleich zu Beginn der Behandlung verdeutlicht werden. TherapeutIn A sagt etwa:

»In der Verhaltenstherapie ist es wichtig, dass wir beide, nachdem wir Ihre Probleme angeschaut haben, gemeinsam Ihre Ziele festlegen. Dann werde ich Ihnen Techniken und Strategien aufzeigen, mit denen Sie diese Ziele erreichen können. Dazu werden auch Hausaufgaben gehören. Dabei ist es wichtig, dass Sie die Verantwortung für sich selbst übernehmen und diese Maßnahmen auch anwenden.

Natürlich helfe ich Ihnen, wenn Sie dabei Schwierigkeiten haben.«

Die Bergwanderung

Ich selbst wohne in München und kenne daher die Berge und das Bergsteigen. Hierfür gibt angemessenes Verhalten: gute Vorbereitung, was das Ziel anbelangt; gute Kleidung und Schuhwerk; gute Ausrüstung mit Ernährung und Getränken; beim Steigen das rhythmische Gehen; das ruhige, eventuell langsamere Weitergehen bei Anstrengung anstelle von Pausieren; ruhiges Atmen; Wahrnehmen und Genießen des Weges anstelle von ausschließlicher Gipfelorientierung.

All diese Aspekte sind geeignet zur bildhaften Verdeutlichung eines verhaltenstherapeutischen Vorgehens. Insofern ist das Bergwanderbild gut geeignet, weil es auch die Anstrengung beim verhaltenstherapeutischen Zielerreichungsprozess verdeutlicht und gleichzeitig aufzeigt, dass Bewältigungskompetenzen oder Skills diese Anstrengung nicht nur erträglich machen, sondern sogar eine neue Form von Genuss ermöglichen.

TherapeutIn B sagt dasselbe wie TherapeutIn A, ergänzt aber:

»Ich will Ihnen das am besten an einem Bild verdeutlichen. Stellen Sie sich bitte vor, dass Sie lernen wollen, wie man einen Berggipfel ersteigen kann, weil Sie das enge, dunkle Tal nicht mehr als Ihren einzigen Lebensraum haben wollen, und ich bin Ihre Bergführerin. Bevor wir losgehen, einigen wir uns auf den Gipfel (Ihre Ziele) und besprechen die Möglichkeiten.Es kann sein, dass Sie die Sagarmatha bzw. die Chomolungma[5] als einzige Option haben. Dann müssen wir das zusammen besprechen (unangemessene, überhöhte Ziele).

Es kann sein, dass Sie keine Gipfel kennen, die Ihnen erstrebenswert erscheinen. Dann müssen wir zuerst gemeinsam suchen, bis wir einen gefunden haben, der Ihnen entspricht und mir als gangbar erscheint.

Es kann sein, dass Sie mehrere Gipfel erreichen wollen. Dann werden wir eine Reihenfolge besprechen und mit einem leichteren Gipfel beginnen, bei dem Sie aber schon alle Strategien zum Bergsteigen kennenlernen können.

Dann werde ich Ihnen erklären, wie Sie sich für diesen Anstieg ausrüsten sollten.

Wenn Sie ernsthaft krank sind, sollten wir mit der Wanderung warten, bis Sie belastbar sind (Hinweis auf ausreichende Erststabilisierung) und/oder einen Arzt hinzuziehen, der uns grünes Licht gibt für die Wanderung oder Ihnen Medikamente verschreibt, damit Sie fit genug dafür sind (Hinweis auf ärztliche Anbindung).

Sie werden Kleidung und Schuhe brauchen, die das Gehen im Gelände ermöglichen, denn es gibt keine Sänfte, keine Gondel und keinen Hubschrauber auf dem Weg.

Sie werden vor der Wanderung ausreichend Nahrung zu sich nehmen(weiterer Hinweis auf Erststabilisierung) und Essen und Getränke mitnehmen (Hinweis auf ausreichende Selbstfürsorge).

Wir werden zusammen den Weg besprechen, und dann gehen wir los.

Ich werde Ihnen zeigen, wie Sie gehen können, in rhythmischen Schritten, einer nach dem anderen, Schritt für Schritt, und Sie werden erleben, wie Sie dabei langsam, aber sicher immer etwas höher gelangen (Hinweis auf das graduierte hierarchische Vorgehen).

---

5 Ich habe etwas dagegen, dass Menschen in die Himalayaländer gekommen sind und dort etliche Berge einfach umbenannt haben, wie zum Beispiel den »Mount Everest«. Das ist eine Anmaßung. Dort leben seit Zehntausenden von Jahren Menschen, die eine sehr enge Beziehung zu diesen Bergen haben, die ihnen heilig sind und die sie selbst natürlich auch mit Namen versehen haben. Sagarmatha sagen die NepalesInnen zu diesem Berg, was »Himmelskönigin« bedeutet; Chomolungma sagen die TibeterInnen, was »Göttinmutter der Erde« bedeutet.

Ich werde Ihnen zeigen, wie Sie dabei atmen: ruhig und tief, wie Sie auftreten; wie groß Ihre Schritte sein sollten, die Geschwindigkeit dabei; die Wahrnehmung Ihres Körpers: wie das Herz und die Lunge helfen, den Weg zu gehen; wie die Muskeln sich an das Gehen gewöhnen; wie Sie auf Ihre Gefühle dabei achten; es kann sein, dass Sie da schon Stolz spüren und Zufriedenheit; wie sie die Umgebung wahrnehmen: die Bäume, die Bergblumen, grüne Almen, singende Vögel, den Duft der klaren Luft (Hinweis auf zu vermittelnde kognitive und verhaltensorientierte Fähigkeiten sowie Wahrnehmungsübungen).

Ich werde Ihnen zeigen, was Sie tun können, wenn Sie sich erschöpft fühlen: Das kann entweder eine bewusste Verlangsamung beim Gehen sein oder, wenn wir schon lang gegangen sind, eine Pause. Es kann sein, dass ich Ihnen empfehle, etwas zu essen und zu trinken (Hinweis auf Umgang mit Motivationsstörungen, Unlustgefühlen, Zweifeln). Das bedeutet, dass wir zusammen sehr genau überlegen, was Sie brauchen, um weitergehen zu können.

Es kann sein, dass Sie sich eine Blase am Fuß gelaufen haben; dann gebe ich Ihnen ein Pflaster und erinnere Sie daran, dass Sie bei der nächsten Bergtour eines in Ihrem Gepäck mitnehmen sollten (Hinweis auf die vielfältigen Hilfen, eventuell auch Medikamente im Therapieprozess, die Sie als TherapeutIn anbieten können).

Es kann sein, dass Sie trotz aller Unterstützung die Lust verlieren und sich wünschen, ich möge Sie auf den Gipfel tragen. Oder Sie beginnen zu zweifeln, ob Sie diesen Gipfel überhaupt noch erreichen mögen. Im Tal war es zwar düster, aber auch bequem.

Ich werde Sie nicht tragen, aber ich werde bei Ihnen bleiben und mit Ihnen danach suchen, was Ihnen weiterhelfen kann (Hinweis auf drohende Abbruchsgedanken). Unter anderem werde ich auch mit Ihnen schauen, was uns auf diesem Weg begegnet, was Sie im Tal nicht hatten: Sonne, Blumen, fröhliche Menschen, die auch auf diesen Berg wollen, ihn schon kennen und keine Lust haben, mit anderen im dunklen Tal zu dümpeln, lustige Tiere wie Kühe oder gar Murmeltiere.

Ich werde Sie sammeln lassen, was Sie hier gewinnen (Hinweis auf all die vielen Zwischenerfolge und Belohnungen im Therapieprozess).

So werden wir allmählich immer höher steigen, und Sie werden Fähigkeiten in sich entdecken, von denen Sie gar nicht (mehr) wussten, dass Sie sie haben. Und Sie werden Dinge (wieder) sehen, die scheinbar in Vergessenheit geraten waren.

Und schließlich werden wir Ihren erwünschten Gipfel erreichen.

Dort werden Sie einen weiten Überblick haben über das Land, das Tal, weite Gipfel, den blauen Himmel, weiße Wolken; Sie werden Bergdohlen und vor allem einer Reihe fröhlicher Menschen begegnen, die sich erheblich von denen im finsteren Tal unterscheiden: Die Menschen lachen, plaudern, singen vielleicht; und möglicherweise singen Sie mit. Sie werden Ihren gestärkten Körper spüren und die würzige Luft riechen. In einer Hütte werden Sie frische Getränke und Mahlzeiten erhalten. Dann werden Sie sich im Gipfelbereich umsehen und ungeahnte Entdeckungen machen (Ausarbeiten des Ziels und dessen Gewinn auf allen Wahrnehmungsebenen).

Nachdem Sie nun wissen, wie es auf dem Gipfel ist, wie Sie dorthin gelangen können, werden Sie, wenn es noch weitere Ziele gibt, die nächste Gipfelbesteigung planen.«[6]

Erwartung eines dauerhaften und ungetrübten Therapieerfolgs

Unsere PatientInnen kommen meist erheblich belastet zu uns und haben oft lange und ausführlich gelitten. Der Wunsch, dass dieses Leid dauerhaft ausgemerzt wird, es mögen künftig nur noch gute und starke Gefühle spürbar sein, ist groß und verständlich. Leider ist das in dieser Form nicht möglich.

So funktioniert der Mensch nicht. Alle Gefühle, auch Angst, Traurigkeit, Ärger, gehören zu uns. Sie haben ja wichtige Funktionen.[7] Aber sie können neu betrachtet, neu verstanden und besser angenommen werden. Und damit können sie ihre Bedrohung und Dramatik verlieren. Und die ebenfalls zum Menschen gehörenden Gefühle der Freude, des Mutes, des Selbstvertrauens etc. können wieder Raum gewinnen und auch ins bewusste Erleben eindringen.

---

6 Später beschreibe ich ein Bild, in dem der Therapieprozess als Flusslauf dargestellt wird. Auch das lässt sich mit einiger Phantasie auf den Verhaltenstherapieprozess übertragen.

7 S. hierzu Güroff 2016

Die Erde

Ein hilfreiches Bild für dieses Verständnis ist unsere Erde.

Was erlebt sie nicht alles: Schwäche, wenn der Sommer vorbeigeht; herbstliche Nebel, Bäume, die ihre Blätter verlieren, kühlere Temperaturen; Tiere, die sich verkriechen; düstere Tage; Winterstürme, Schneedecken, Eiseskälte, gefrorene Flüsse und Seen. Die menschengemachten Störungen sind ein Sonderthema; sie entsprechen den Störungen, die unserer Seele angetan wurden. Diese beschäftigen uns in anderen Bildern (nur ein Beispiel: »Die Giftkröte«, S. 69).

Aber die Erde kennt auch, und das mit einer sicheren Zuverlässigkeit, beginnende Erleichterung: Die Tage werden länger, heller, die Sonne und ihre Wärme gewinnen an Kraft; die kahlen Bäume treiben kleine grüne Blätter aus, die Vögel beginnen zu singen; und das Ganze explodiert schließlich geradezu vor Freude in ein Blühen, Leuchten und Farbenspiel, in Liebesorgien und schließlich vielen Früchten.

Im Winter käme diese unsere Erde nie auf die Idee zu klagen, dass sie das jetzt durchmachen muss; sie käme nie auf die Idee zu fürchten, dass das jetzt ewig so bliebe. Sie würde im Traum nicht darauf kommen, die herbstliche Veränderung zu bekämpfen; vielmehr stellt sie sich auf die Ruhe ein.

Wir lernen von unserer Erde die Akzeptanz, die Bejahung diverser Zustände.

Wir lernen von ihr, dass ein Kampf gegen Winterstürme sinnlos ist; wir lernen von ihr, dass wir darauf vertrauen können, dass auch wieder leuchtende Tage kommen.

Ich will auch hier den von mir so geschätzten Gedanken von Alexander Lowen (s. Güroff 2016, S. 28) erwähnen:

»Alles, was du in dir bekämpfst, drängt sich auf, oft verschlimmert und verzerrt. Alles, was du liebend annimmst, löst sich auf oder wird zu einer Kraft.«

Das Bild von der Erde verdeutlicht das. Die Idee der Akzeptanz (vgl. Wengenroth »Das Leben annehmen«) wird einen großen Raum einnehmen im therapeutischen Prozess. Denn es kann sein, dass Ihnen nun eine Patientin antwortet: »Klingt gut, was aber, wenn eine neue Eiszeit über mich hereinbricht, wenn in mir alles dauerhaft gefriert? Da kann ich liebend annehmen, so viel ich will, und gehe doch zugrunde.«

Das Bild trägt dennoch: »Unsere Erde hat schon einige Eiszeiten (Depressionen) überstanden; selbst da gibt es die Gewissheit, dass eine fruchtbare und blühende Zeit wiederkommt. Sie werden nicht zugrunde gehen, denn ich habe etliche Möglichkeiten für Sie, Eiszeiten durchzustehen und zu überleben« (Hinweis auf Depressionsbehandlung).

Sehnsucht nach Unfehlbarkeit (Perfektionismus)

Viele unserer PatientInnen sind PerfektionistInnen; oder sie möchten zumindest eines sein: perfekt. Ganze Berge an Literatur gibt es dazu, beginnend bei Comics bis hin zu sehr guten Büchern aus dem psychologischen Fach.

Alle haben sie eines gemeinsam: Sie kommen zu dem Ergebnis, dass es den perfekten Menschen nicht gibt. (Einige Vertreter aus dem Bereich des Transhumanismus wollen aber auf dem Umweg und mithilfe technischer Möglichkeiten genau dies durch die Hintertür hereinholen: den optimierten Menschen. Dabei ist hier nicht so sehr die Optimierung des individuellen Menschen gemeint, sondern die Technisierung der Welt unter Ausschaltung lästiger naturgegebener Einschränkungen. Über diese muss die optimale Kontrolle erreicht werden, s. Vorwort).

Perfekt sein bedeutet für den Menschen: unfehlbar und damit unangreifbar zu sein. Keiner kann einen perfekten Menschen kritisieren, herabwürdigen, abwerten, denn er ist ja perfekt. Und genau dies verbirgt sich hinter dem Wunsch, perfekt zu sein: die Angst vor diesen Reaktionen anderer zu bannen, sie – in der Sprache der VT – zu vermeiden. Dumm ist nur, dass das nicht zum Erfolg führt. Solange der Mensch noch ein natürliches Wesen ist, wird er fehlbar sein. Ich meine übrigens, dass das ein Glück ist. Die Schöpfung hat ihre eigenen Gesetze und ist nicht kontrollierbar durch den Menschen. Die Schöpfung ist ein Wunder, und mit ihr der Mensch.

Hinter dieser Neigung, Unzulänglichkeiten ausmerzen zu wollen und damit unangreifbar zu werden, steht die Angst des Menschen vor Abwertung und Ausgrenzung. Diese würde im Extremfall einen Ausschluss aus der menschlichen Gemeinschaft bedeuten, was als existenzbedrohend erlebt wird.

Die folgende Geschichte habe ich oft PatientInnen erzählt, die glaubten, man könne alle möglichen »Fehler« so weit tilgen, dass keine Kritik mehr droht.

Der Vater mit dem Sohn und dem Esel[8]
Ein Vater möchte mit seinem kleinen Sohn auf dem Esel eine Tagesreise zu Verwandten machen. Es ist ein frischer sonniger Morgen, und der Vater fühlt sich munter und kräftig. Und er liebt seinen Sohn. So entscheidet er sich, auch um den Esel zu schonen, den Sohn auf den Esel zu setzen und selbst für die erste Zeit neben den beiden herzulaufen. Da begegnet ihnen ein Mann aus dem Nachbardorf.

Der Vater ist ein sehr braver Mann, der es gerne allen recht machen will, von allen geschätzt werden und unbedingt vermeiden möchte, dass andere schlecht über ihn denken oder ihn gar kritisieren. Der Mann aus dem Nachbardorf grüßt kurz, fragt nach dem Befinden und kommt gleich zur Sache: Es sei doch eine sehr ungute Entwicklung, die sich in der letzten Zeit breitmachen würde, nämlich das Verwöhnen und Verziehen der Kinder. Anstatt seinen Sohn beizeiten auf das Leben als Mann vorzubereiten, setze er ihn auf den Esel, und er, der hart arbeitende Vater, laufe neben her. Das sei wohl das Letzte. Kein Wunder, dass mit der Jugend nichts mehr los sei, das liege allein an der Verwöhnung und so weiter und so weiter. Der Vater ist sehr betreten, gibt dem Nachbarn natürlich sofort recht, wechselt mit seinem Söhnchen den Platz auf dem Esel und setzt die Reise fort.

Nach einer kurzen Weile begegnet ihnen ein Mann aus dem übernächsten Dorf. Dieser grüßt kurz, fragt nach dem Befinden und kommt gleich zur Sache: Das sei wieder typisch für die ewig gestrigen Väter. Anstatt auf die Entwicklung des Kindes und seine Belastbarkeit zu achten, überfordere er das kleine Kind und lasse es über diesen steinigen Boden laufen. Das sei ja wohl das Letzte. Kein Wun-

8 s. Güroff 2018, S. 65 ff.

der, dass junge Leute kein Selbstbewusstsein entwickeln könnten bei dieser dauernden Überforderung; das liege allein an der Missachtung der kindlichen Bedürfnisse und so weiter und so weiter.

Der Vater ist wiederum sehr betreten, gibt auch diesem Nachbarn natürlich recht, hebt den kleinen Sohn zu sich auf den Esel und setzt die Reise fort.

Wieder nach einer kurzen Weile begegnet ihnen ein Mann, diesmal vom überübernächsten Dorf. Dieser grüßt ihn kurz, fragt nach dem Befinden und kommt gleich zur Sache: Es sei mal wieder typisch für die egoistische Menschheit; nur um es bequem zu haben, beuteten sie die Tiere aus, belasteten sie über alle Maßen und scherten sich einen feuchten Schmutz um deren Belange. Das sei wohl das Letzte. Kein Wunder, dass es mit der Natur und der Erde immer schlechter bestellt sei, wenn schon auf die Tiere keine Rücksicht genommen werde; das sei Tierquälerei, und er überlege sich ernsthaft, den Vater anzuzeigen, und so weiter und so weiter. Der Vater ist sehr betreten und gibt natürlich auch diesem Nachbarn recht.

Nun fällt dem Vater nur noch eine Möglichkeit ein, um es allen recht machen zu können: Er steigt vom Esel ab, nimmt auch das Söhnchen herab und setzt die Reise fort, indem nun beide neben dem Esel herlaufen.

Wieder nach einer kurzen Weile begegnet Ihnen ein Mann vom überüberübernächsten Dorf. Dieser kann vor Lachen kaum noch grüßen und nach dem Befinden fragen, denn einen solchen kompletten Unsinn habe er nun auch noch nie gesehen. Wenn er das weitererzähle, dann werde das die ganzen umliegenden Dörfer über lange Zeit unterhalten. Lachend zieht er weiter.

Es gäbe aber noch eine letzte Möglichkeit: Der Vater könnte den Esel tragen.

So, und jetzt kommt die Moral von der Geschichte: Sie können tun, was immer Sie wollen, es wird *immer* jemanden geben, der Sie und Ihr Handeln infrage stellt und abwertet. *Immer.* Und so wird es sehr zielführend sein, beizeiten zu lernen, sich von der Meinung anderer unabhängiger zu machen. Denn, und das ist die Hilfe, ebenso wird es auch immer jemanden geben, der Ihnen recht gibt, der Sie unterstützt und Ihre Position schätzt. *Immer.*

Schwierigkeiten, Chancen zur Veränderung zu ergreifen
Oft treffen wir auf PatientInnen, die sich allgemein sehr schwer mit Handlungsentschlüssen tun; dahinter verbirgt sich die Angst, eine nicht wiedergutzumachende Fehlentscheidung zu treffen. Beide, TherapeutIn und PatientIn, haben vielleicht sorgfältig eine Maßnahme erarbeitet, das Für und Wider besprochen, haben alle möglichen kurz- und langfristigen Folgen besprochen; und unsere Patientin sagt schließlich dennoch etwa: »Ich weiß, dass mir das helfen kann, dass das für mich richtig ist, dass dieser Weg passt, aber…« Dabei kann es um Entscheidungen für und wider die Therapie gehen, für und wider eine Klinik, eine Medikation, eine Teilnahme am TSK; aber es kann auch um die Entscheidung, einen misshandelnden Mann zu verlassen, und dergleichen gehen.

Ein Bild, ein Film, ein Gleichnis und das Erzählen therapeutischer Geschichten hat mir in meiner therapeutischen Praxis in einem solchen Fall oft weitergeholfen, beispielsweise:

Liebernich und die Überschwemmung
»Ich erzähle Ihnen einmal von Frau Liebernich (bei männlichen Patienten besser von Herrn Liebernich).

Sie wohnt in einem Haus auf dem Land unweit eines Flusses. Eines Tages steigt dieser über seine Ufer und überschwemmt das Land. Er steigt und steigt, es regnet und regnet; die Behörden rufen den Notstand aus und beginnen, die Bevölkerung zu evakuieren. Ein Bus fährt zum Haus von Frau Liebernich, um sie abzuholen.

Sie wehrt ab und sagt: ›Besser nicht, das wird schon wieder. Was soll ich im Bus unter all den Leuten und mein Haus verlassen, wo ich mich sicher fühle? Gott wird mir schon helfen.‹

Der Busfahrer fährt weiter, nicht ohne Frau Liebernich zu ermahnen. Das Wasser steigt weiter. Frau Liebernich muss nun in den ersten Stock ihres Hauses, weil das Erdgeschoss schon unter Wasser steht. Ein Boot vom Technischen Hilfswerk kommt und der Rettungsmann fordert Frau Liebernich auf mitzukommen, weil keine Besserung des Wetters in Sicht sei.

Frau Liebernich: »Ich bleib in meinem Haus. Ich trau mich da nicht weg, auf Schiffen wird mir immer schlecht und irgendwann hört das schon auf mit dem Regen. Da vertraue ich lieber auf die Hilfe Gottes. Das THW-Boot muss unverrichteter Dinge weiterfahren.

Das Wasser steigt. Frau Liebernich ist nun im Dachgeschoß. Ein Hubschrauber kommt. Man will prüfen, ob irgendwo noch Personen gerettet werden müssen.

Frau Liebernich versteckt sich, weil sie sich immer noch nicht entschließen kann und weil sie sich nicht traut, einen Hubschrauber zu besteigen, und weil sie lieber auf Gottes Hilfe hofft.

Das Wasser steigt, Frau Liebernichs Haus ist vollkommen unter Wasser, sie wird überschwemmt und ertrinkt.

Sie kommt alsbald in den Himmel zum lieben Gott, der sie freundlich empfängt.

Sie sagt zu ihm: ›Ich freue mich ja, dass ich bei Dir bin, aber ich bin sehr irritiert: ich hatte Dir vertraut, und Du hast mich ertrinken lassen.‹ Gott ist perplex, holt sein Notizbuch hervor, schaut nach und sagt: ›Ja, sind denn der Bus, das Boot und der Hubschrauber nicht gekommen?‹«

Es ist klar, worum es geht: Anstatt tatenlos und ängstlich abzuwarten und auf Wunder zu hoffen, sollen wir die Angebote ergreifen, die das Leben und – wenn Sie gläubig sind – Gott machen: zum Beispiel eine Therapie.

Das folgende Beispiel ist diesem sehr ähnlich.

Zielkonflikte

Nicht selten kommt es vor, dass unsere PatientInnen hin- und hergerissen sind zwischen zwei oder mehreren Möglichkeiten für ihre Therapieziele: Einerseits wollen sie selbstsicher werden, andererseits gibt es Gründe, die sie daran hindern. So kann eine PartnerIn selbst sehr ängstlich und unsicher sein und die neue Entwicklung (Öffnung nach außen, mehr Konfliktfähigkeit) unserer PatientIn aufhalten wollen. Oder der Konflikt besteht im Inneren der PatientIn: »Wenn ich mich stärker wehre, werde ich möglicherweise vom Chef eins auf die Mütze kriegen.«

Es geht also um die Arbeit an Therapiezielen, die von der PatientIn nicht eindeutig festgelegt werden können.

Die ChauffeurIn

Die PatientIn verhält sich wie eine ChauffeurIn, die am Steuer eines Autos sitzt und, je nachdem, Gas gibt oder bremst, nicht selten sogar beides gleichzeitig. Und da sind im Auto noch eine oder mehrere Personen, die sich einmischen. Die PatientIn will vielleicht nach Mitmirnichtheim (oder nach Michgibtsauchburg oder nach Bad Ichkannstadt) und muss eine völlig neue und unbekannte Straße fahren. Hinter ihr sitzt einer und schreit: »Nein, die Straße kennen wir nicht; in Mitmirnichtheim sind vielleicht keine Parkplätze; wer weiß, ob es dort überhaupt schön ist; was denkt denn deine Mutter, wenn du solche Sperenzchen machst? Die hat doch immer vor dieser Stadt gewarnt; da wohnen so komische Leute, das kann abfärben auf dich, und wenn wir wieder zurückkommen, lachen nicht nur die Hühner …«

Und ein anderer sitzt neben ihr und schreit: »Fahr endlich los; das probieren wir aus; das ist mal was anderes; wir finden schon einen Parkplatz; die Stadt soll supercool sein …«

Vielleicht sitzen auch noch mehrere mit im Auto und ein weiterer ruft: »Vorsicht, Mensch, die Straße ist nicht so gut ausgebaut; die ist gefährlich, und in Mitmirnichtheim passieren ständig kriminelle Übergriffe und …«

Und schließlich schreit einer: »Typisch für dich; immer hast du so komische Ideen und Flausen im Kopf; das ist nicht mehr zum Aushalten mit dir; kannst du nicht wie alle vernünftigen Leute in Sowarsschonimmerau bleiben oder, wenn schon ein Ausflug sein muss, nach Somachensalledorf fahren!«

Wenn die ChauffeurIn allen diesen Stimmen folgt, bleibt ihr Auto aufheulend stehen und der Motor stirbt ab. Im Idealfall gibt sie zurück: »Ich fahre da jetzt hin und schaue mir das an; ich werde den Weg finden, weil ich ein gutes Navi (die TherapeutIn) habe. Ich habe nachgelesen, wie es in Mitmirnichtheim aussieht, und ich bin sehr neugierig (eines der zielführendsten Gefühle überhaupt); da soll es tolle Gebäude und Läden und Parks geben; ich habe mich in einem Hotel eingemietet, wo ich auch parken kann; ich weiß schon, wie ich mich dort verständigen kann (Rollenspiele); ich freue mich darauf (emotionale Vertiefung bei der therapeutischen Vorbereitung); und wenn ich dort wider Erwarten nicht bleiben will, kann ich immer noch nach Sowarsschonimmerau zurückkommen (nie sind die erarbeiteten Ziele zwingend; die PatientInnen sollen wissen, dass eine (Verhaltens-)Therapie ein Weg ins Ungewisse *mit* Rückanbindung ist); ich glaub's aber nicht (gesunder Trotz). Ihr könnt ja aussteigen (Abgrenzung gegen nicht zielführende Gedanken und Personen).«

Erwartungen anderer

Ein häufig zu beobachtendes Phänomen, gerade bei verunsicherten Menschen, ist das folgende: Sie haben gelernt, den Erwartungen ihrer Eltern oder Geschwister, ihrer Lehrer, ihrer Lebensgruppe an sie wesentlich mehr Beachtung schenken zu müssen als ihren eigenen individuellen Wünschen und Bedürfnissen.

Zunächst läuft nicht unbedingt ein pathologischer Prozess ab: Kinder werden im Laufe ihres Lebens auf die Gemeinschaft und ihre Regeln vorbereitet. Im Idealfall lernen sie, solche Regeln zu verinnerlichen. Sie lernen, andere in ihrem Sosein zu schätzen und zu akzeptieren und wissen, dass sie selbst ebenfalls in ihrem Sosein geschätzt und akzeptiert werden.

Im Idealfall. Oft entsteht dabei jedoch eine Unausgewogenheit. Und diese Unausgewogenheit ist es, die unseren PatientInnen oft schwer zu schaffen macht.

Zur Verdeutlichung gebe ich hier ein sehr gängiges, vielleicht auch etwas banales Beispiel, welches aber bei Betroffenen zu enormen Beziehungskonflikten führen kann: Es gibt Menschen, die von Natur aus gerne abends lange aufbleiben und am Morgen gerne lange schlafen. Wenn solche Menschen Eltern haben, die gerne mit den Hühnern aufstehen, wird es schwierig für sie. Und wenn diese Eltern unduldsam sind und ihr Kind »umerziehen« wollen, wird es noch schwieriger.

Es gibt auch noch prägendere Beispiele: Ein guter Freund war schon als Kind eine Leseratte und interessierte sich für Literatur und für Geschichte und vergrub sich in Bücher zu diesen Gebieten. Die Eltern wollten ihn vor Einseitigkeit schützen und setzten ihn in ein naturwissenschaftliches Gymnasium und verlangten von ihm, ein naturwissenschaftliches Studium zu ergreifen.

So kann nicht nur in Bezug auf die biologische Uhr im Kind die Überzeugung heranreifen, dass es die Erwartungen anderer erfüllen und seine »Eigenheiten« verleugnen oder gar aufgeben muss, um gemocht zu werden. Und diese Überzeugung macht Druck, je weiter sie generalisiert ist.

Manche Menschen orientieren sich schließlich nur noch an dem, was andere von ihnen erwarten. Und tief in ihrem Inneren ruft eine Seele zaghaft, dass sie doch gerne auch mal das machen möchte, was ihr gefällt. Da sie diese Stimme aber jahrelang ignoriert haben, wissen sie oft nur noch schemenhaft, was sie eigentlich wollen, denken und fühlen. Und wenn sie es wissen, werten sie es gerne sofort ab.

Im Beispiel einer LangschläferIn: Sie hat verlernt, ihr Bedürfnis auszuschlafen, ernst zu nehmen und dazu zu stehen. Sie vertritt dann dieses Bedürfnis nicht, sondern schämt sich dafür und versucht, sich aus dem Bett zu quälen, und ist dann den Tag über müde und beeinträchtigt.

Die Menschen (wieder) dahin zu führen, auf ihre innere Stimme zu hören, die ihre Wünsche und Bedürfnisse aufzeigt, ist ein wesentlicher Teil der (Selbstsicherheits-)Therapie. Die TherapeutIn kann sich auch hier der Phantasie bedienen, um dies zu verdeutlichen:

Die Azalee und die Sonnenblume

Beide sind Blumen, aber sehr unterschiedlich in ihren Bedürfnissen.

Um sich wohlzufühlen, um zu gedeihen, braucht die Azalee ein schattiges Nordfenster; die Sonnenblume braucht hingegen viel Sonne. Wenn nun die beiden heiraten, wird es schwierig, und es helfen nur faire Kompromisse. Sicher ist es nicht angebracht, dass sich die Azalee der Sonnenblume und deren Erwartungen grundsätzlich anpasst, denn dann geht sie ein.

Kein Mensch käme auf die Idee, der Azalee Vorwürfe zu machen, weil sie so ist, wie sie ist. Und kein Mensch würde von ihr verlangen, sich »anständig« zu benehmen und in der Sonne zu leben.

Die FlötistIn und die ViolinistIn

Beide sitzen in einem Orchester und tragen zu einer wunderbaren Symphonie bei. Beide spielen ihr Instrument mit Genuss und Hingabe.

Nie käme die ViolinistIn auf die Idee, ihre Geige müsse genauso klingen wie die Flöte. Und umgekehrt auch nicht.

Und die DirigentIn käme ebenfalls nicht auf den Gedanken, der Violinistin Vorwürfe zu machen, weil ihr Instrument so klingt, wie es eben klingt.

Und niemand käme auf die Idee, dass alle Instrumente wie die Geige klingen müssten. Dann wäre die Symphonie ein Massengeigenereignis.

Das Reh und der Hase

Eine Patientin von mir hatte eine Eigenart: Wenn es ihr schlecht ging, sie etwa Fieber oder Kopfweh hatte, liebte sie es, sich zurückzuziehen, sich im Bett zusammenzurollen und zu warten, bis das Unwohlsein vorbei war. Ihre Mutter zeigte sich enttäuscht von ihr, weil sie schon als Kleinkind abweisend reagiert habe, wenn sie sie bei Krankheit trösten und hätscheln wollte. »Du bist ein komischer Typ. Alle Menschen wollen gestreichelt werden, wenn ihnen etwas fehlt, nur du nicht.«

Die Patientin litt doppelt bei Schmerzen, denn sie hatte gelernt, dass sie jetzt auch noch – entgegen ihrem Bedürfnis nach Rückzug – anderen erlauben musste, sie zu verwöhnen.

Ich erzählte ihr vom Reh und dem Hasen. Soweit ich weiß, zieht sich das Reh vom Rudel zurück, wenn es leidet, leckt seine Wunden und taucht erst wieder auf, wenn es ihm besser geht. Der Hase hingegen bildet auch im Leidensfall mit den anderen ein großes Fellknäuel. Man leckt sich gegenseitig ab, sogar die Augen, kuschelt sich aneinander und bleibt zusammen.[9]

Die Bilder zeigen den PatientInnen, dass sie nicht »komisch« sind, sondern, dass es auch bei den Menschen, wie bei den Blumen und

9 Ich bitte um Nachsicht, sollte dies der biologischen Realität nicht ganz gerecht werden. Das Bild ist dennoch sprechend und hilfreich.

den Tieren, unterschiedliche Eigenarten und Bedürfnisse gibt, denen sie selbst gerecht werden dürfen und sollen.

Im therapeutischen Prozess werden die PatientInnen lernen, wie sie diese eigenen Besonderheiten wahrnehmen, bejahen und nach außen vertreten können (vgl. Güroff a. a. O.).

Für Hartgesottene gibt es aus der griechischen Mythologie noch ein ausgesprochen gruseliges Bild, welches aber dieses Problem auch recht gut verdeutlicht. Es zeigt auf, wie sehr ein Mensch gepeinigt werden kann, wenn man von ihm verlangt, den Erwartungen des anderen zu entsprechen.

Das Bett des Prokrustes

Das Bild entstammt der griechischen Mythologie. Prokrustes war ein Riese und Unhold und er besaß eine Herberge. Er bot Reisenden sein Bett zum Übernachten an, stellte aber eine Bedingung: Der Reisende musste genau in dieses Bett passen.

War er zu groß, hackte Prokrustes ihm die Beine so ab, bis er die richtige Länge hatte; war er zu klein, zerrte er den armen Menschen so in die Länge, bis er passte.[10]

Da es sich bei dem Bild um ein Phantasiebild handelt, kann die TherapeutIn versichern, dass die Gliedmaßen im therapeutischen Geschehen nachwachsen oder eine solche Form finden können, dass man wieder gehen kann, die PatientIn ihr Leben wieder selbständig gestalten kann, bzw. sich in eine lebbare Form verwandeln lassen kann. Das heißt: eine Psychotherapie kann Wunden und Verletzungen heilen helfen. Viele PatientInnen kommen mit der Angst, unheilbar gebrochen, verletzt oder seelisch verstümmelt worden zu sein. Dem ist nicht so. Prokrustes verliert seine Macht.

Das folgende Problem ist dem gerade geschilderten sehr ähnlich, und die Bilder können in beiden Bereichen hilfreich sein:

10 Zum Trost: Der König und Held Theseus erschlug später dieses Ungeheuer.

Sich mit anderen vergleichen

Es ist ein natürlicher Vorgang, dass sich die Menschen mit anderen vergleichen; insbesondere Kinder lernen dabei, sich in ihrem sozialen Umfeld zu orientieren.

Wenn wir ein fremdes Land besuchen, ist es sinnvoll zu schauen, wie sich die Menschen dort verhalten, um uns den Gepflogenheiten anzupassen. Ebenso ist es für uns wichtig, dass Menschen, die in unser Land kommen, sich unseren Regeln anpassen: When in Rome, do as the Romans do. Der Vergleich mit anderen dient also dazu, die Zugehörigkeit zu ermöglichen, ein menschliches Grundbedürfnis (Grawe 2000 und 2004), das kultur- und ethnienunabhängig ist.

Viele PatientInnen versuchen aber nun, dieses Bedürfnis zu erfüllen, indem sie nur noch darauf achten, was und wie es die anderen machen. Dies ist ein Resultat der Grundannahme, die Erwartungen anderer erfüllen zu müssen.

Grundsorgen sind: »Was denken nur die anderen von mir, wenn ich xy mache, wenn ich nicht so aussehe wie xy (Angst vor Ausgrenzung, vor Ablehnung)?

Diese Angst wird genüsslich ausgenutzt und verstärkt, zum Beispiel von Medien, die Frauen und Männern heuchlerische Lösungs- und Hilfsangebote vorsetzen: So musst du dich schminken, kleiden, frisieren, kasteien, deinen Körper stählen und formen; diese operativen Schönheitskorrekturen musst du machen lassen; so musst du deine Welt gestalten; so musst du reden, denken; diese Witze musst du reißen, diese Produkte musst du kaufen, diesen Gruppen musst du angehören und jenen unter keinen Umständen …, denn nur dann gehörst du endlich dazu, nur dann wirst du gesehen, gemocht und bewundert.

Es gibt aber noch weitere Grundbedürfnisse, außer dem der Zugehörigkeit. Eines davon ist das Bedürfnis nach Selbstwertsicherung. Dieses wird bei einseitiger Beachtung der Anpassung an die Erwartungen anderer schwer verletzt und behindert. Jedes Individuum braucht seine Identität, das Erleben, sein ganz persönliches Sosein entwickeln zu dürfen und als solches in seiner Besonderheit wertgeschätzt zu werden. Die Erfahrung, dass man so, wie man ist, »nicht richtig« ist, haben leider viele Menschen machen müssen.

Rilke war ein äußerst sensitiver, feinfühliger und musischer Mann. Das war zu seiner Zeit gar nicht erwünscht. Ein »richtiger« Mann sollte hart und kämpferisch sein, weswegen Rilke in eine Militärakademie geschickt wurde. Dies führte bei ihm zu vielen Ängsten und innerer Not.[11]

So, aber nun zu unseren PatientInnen.

Die VerhaltenstherapeutIn wird mit ihnen nach diesen oft nur noch sehr versteckten Grundbedürfnissen suchen und sie ermutigen, diese wertzuschätzen.

Und auch hier unterstützt Phantasiearbeit den Zugang.

Die Blumenwiese

»Bitte stellen Sie sich eine Wiese vor, die so gedüngt und hergerichtet wurde, dass auf ihr nur noch grüne Halme wachsen. Alle sehen gleich aus, keiner kann seine Individualität ausleben. Für die Vermehrung muss der Bauer sorgen, sonst würden die Gräser aussterben, weil sich keine Insekten dafür interessieren.

Und stellen Sie sich nun daneben eine Wiese vor, die gerne von Bienen und anderen Insekten besucht wird, weil sie bunt und wild ist, weil da rote, blaue, gelbe oder weiße Blumen und Kräuter blühen, weil diese groß oder klein, ruppig oder fein, stachelig oder zart sind, weil einige davon duften oder würzig riechen und einige eher nicht, dafür aber knallig rot sind. Schauen Sie, wie die bunten Schmetterlinge über die Wiese flattern; hören Sie, wie die Bienen, Käfer und Hummeln summen und brummen vor Freude, dass diese Vielfalt für sie da ist. Und nichts tun sie alle lieber als für eine gesunde Fortpflanzung dieser Zauberwiese zu sorgen.

Deshalb ist keine der Blumen und Kräuter allein in dieser Wiese; ihre Familie ist immer um sie herum, aber auch die anderen. Sie leben ihre Eigenart und sie leben in einer sich gegenseitig stützenden Gemeinschaft.«

Dieses Bild hat vielen schon die Augen geöffnet (sic!) auf dem Weg zur eigenen individuellen Selbstsicherheit.

11 Zu unser aller Glück hat sich seine Natur, also seine ganz individuelle Persönlichkeit, dennoch erhalten, und wir sind Erben seiner herrlichen Poesie.

Für InsektenphobikerInnen: Sollten Sie das Flattern, Summen und Brummen von Insekten scheuen: Dieses Bild aus der großen Familie der Pflanzen lässt sich leicht übertragen auf die Familie der Tiere allgemein: Es gibt Meerestiere, Bergtiere, Savannentiere, Waldtiere und so weiter.

Wenn Sie einen Lebensraum wählen für Ihre PatientIn, dann einen, der ihr nahe ist.

Nehmen wir den Wald als Beispiel.

Die Waldtiere

Im Wald wohnen Rehe, Hirsche, Wildschweine, Hasen, Igel, viele verschiedene Vögel, Luchse, Kleinsttiere (jetzt bin ich schon wieder bei den Insekten; wir müssen sie wohl lieben lernen ...).

Sie alle vermehren sich ohne fremde Hilfe und mit großem Vergnügen.

Kein Tier ist allein, alle haben ihre Familie; und alle leben mit den anderen zusammen und bilden ihre Welt. Gäbe es im Wald ausschließlich und nur »schöne« Rehe, würde der Wald allmählich verkommen und sterben und auch ihnen würde die Lebensgrundlage entzogen.

Die Koexistenz vieler verschiedener Pflanzen, Tiere und Menschen ist es, was uns am Leben erhält.

Es gibt aber viele Menschen, die darunter leiden, dass sie keine Rose, sondern ein Veilchen sind; dass sie kein Reh, sondern ein Igel sind. Auf dieses Problem wird ausführlicher in Kapitel 2.2 eingegangen.

Das Bedürfnis, ganz schnell ans Ziel zu kommen

Etliche unserer PatientInnen kommen zu Behandlungsbeginn mit der Erwartung, Hoffnung und manchmal der Forderung, dass die Therapie möglichst schnell und effizient vonstattengehen möge. Sie haben gehört, dass die Verhaltenstherapie eine schnelle Form der psychotherapeutischen Hilfe sei, dass sie sich nicht lange mit alten Kamellen aufhalte und in einer Kurzzeittherapie das Ganze zu einem guten Ende führen könne. Als VerhaltenstherapeutInnen müssen wir nun sehr genau prüfen, wohin der Weg führen soll. In der Tat gibt es etliche Ansätze für eine Kurzzeittherapie, die durchaus erfolgreiche Ergebnisse haben.

Es gibt aber auch Störungsbilder, und das sind nach meinem Dafürhalten die meisten, die keine schnelle Lösung ermöglichen. Wir wissen, dass das Bedürfnis nach der schnellen Lösung oft ein Ergebnis des Leidens ist; Schmerzen sollten schleunigst ausgeschaltet werden, weil sie quälen.

Wir müssen unseren PatientInnen dann im Rahmen der Psychoedukation vermitteln, dass eine Verbesserung ihrer Symptome, soll sie von dauerhaftem Erfolg gekrönt sein, ihre Zeit braucht.

Säen und Ernten

Ein therapeutischer Prozess ist vergleichbar mit dem Vorgang des Säens: Sie legen Samen in die Erde oder Setzlinge. Diese wachsen nicht am nächsten Tag zur vollen Pflanze, sondern brauchen ihre Zeit, manchmal sehr lange.

Aber gerade in der Verhaltenstherapie ist es üblich, den Prozess des Wachsens anzuschauen und zu verfolgen. Das oft hierarchische Vorgehen, das in den letzten Jahren leider etwas in den Hintergrund geraten ist, ermöglicht uns das sehr gut:

Mit jedem Schritt können wir die Entwicklung betrachten. Und jede therapeutische Maßnahme ist eine Düngung des Samenkorns. Und eines Tages ernten die TherapeutIn und die PatientIn die Früchte der Arbeit.

Geduld können wir vom Gärtnern lernen.

Der Grashalm

Sie stehen an ihrem Rasen und wünschen sich diesen dicht, grün und saftig.

Aber sie sehen nur kleine Hälmchen, die scheinbar kümmerlich und ohne Bereitschaft zu wachsen herumstehen. Sie gehen zu dem ersten Hälmchen und ziehen daran in der Hoffnung, dass es schneller wächst. Was geschieht?

Eben: Sie reißen es aus, und der Rasen wird noch dürftiger.

Gras wächst nicht schneller, wenn man daran zieht.

Die Mohnblume
Als ich ein Kind war, wohnte ich neben einem Kornfeld, in dem noch Mohn und Kornblumen wuchsen. Die Mohnblumen liebte ich sehr; sie waren leuchtend rot, hatten aber auch noch nicht geöffnete, grüne haarige Knospen am Stängel. Das störte mich, ich wollte ein rotes Blütenmeer haben. Da begann ich, eine Knospe zu öffnen, um das Blühen zu beschleunigen. Hierbei fand ich unfertige, ganz zarte, leicht rosafarbene, in sich zusammengewickelte Blütchen vor. Am nächsten Tag waren sie verwelkt. Das tut mir übrigens heute noch weh.

Eine Blüte erblüht nicht schneller, wenn man die Knospe vorzeitig öffnet, im Gegenteil.

Der Wunsch nach schnellen Lösungen ist aber auch ein Ergebnis von erlernten Gewohnheiten, nämlich mit der »Augen-zu-und-durch-Strategie« unangenehme Gefühle zu überspringen, eine Hoffnung, ohne den lästigen Umweg über Konfrontation mit Leid zum Heil zu finden. Es kann Folge einer Ungeduld bis hin zu Abwertung durch Erziehungspersonen gegenüber kindlichem Weinen und Klagen sein (»Ach, unsere Heulsuse plärrt schon wieder«, »Reiß dich endlich mal zusammen!«, »Stell dich nicht so an!«, »Ein Indianer kennt keinen Schmerz«, »Ein echter Mann weint nicht« …). So haben unsere PatientInnen gelernt, dass sie sich nicht mit ihren Gefühlen, insbesondere den negativen, die den anderen lästig werden, abgeben sollen. Sie haben gelernt, dass es besser ist, sie zu ignorieren.

Denn nur so können sie schlimme Folgen verhindern: die Ablehnung durch andere.

Aber genau dieser Wunsch, die unangenehme Situation schnell zu verlassen, führen zu einer Verstärkung des Leides und dann wieder zur Erhöhung der Angst davor. Die PatientInnen fürchten nun in der Folge zusätzlich eine Überflutung von quälenden Gefühlen, denen sie erliegen könnten.

So will unsere PatientIn auch in der Therapie diesem Leiden ausweichen und dem Befehl, sich ihm nicht zu stellen, folgen. Denn das Gebot lautet: »Wenn du deine schlechten Gefühle zulässt, werden sie schlimmer und schlimmer; außerdem machst du dich damit lächerlich und gehst anderen damit auf die Nerven.«

Die VerhaltenstherapeutIn ist gehalten, diesen Teufelskreis zu verdeutlichen und die Angstverlaufskurven (Margraf & Schneider 2018) zu erklären. Des Weiteren muss sie versichern, dass nicht das Davonlaufen vor unangenehmen Emotionen echte Stärke ist, sondern die Fähigkeit, sich ihnen zu stellen und damit umzugehen.

Das Davonlaufen verstärkt nur das Problem, weil die wichtige Erfahrung, dass Konfrontation zur Heilung führt, nichtgemacht wird. Ein verdeutlichendes Bild ist:

Das Tor mit dem Ungeheuer

Der Weg zur Heilung führt durch ein Tor, und in diesem Tor steht ein Monster, welches nebenbei ein naher Verwandter von meines Großvaters Gespenst (s. S. 67) ist. Diese beiden sind sich sehr ähnlich und tauschen sich am Ungeheuerstammtisch immer gerne aus, wie man Menschen noch erschrecken könnte, außer mit grausigem Heulen. Sie nehmen zum Beispiel gerne die Stimmen von Menschen aus der Lebensgeschichte der Durchlass begehrenden Person an und wiederholen deren Sätze (hier könnte die TherapeutIn einige für die vor ihr sitzende PatientIn typische Sätze wählen). Zum Beispiel steht das Monster im Tor und heult: »Das schaffst du doch nicht« oder: »Halt, bleib stehen, sonst gehst du kaputt« oder: »Schau dich doch erst mal an, wie du dastehst, du dumme Nuss«. (Das hat übrigens ein Vater zu einer meiner PatientInnen immer wieder gesagt, bis sie es verinnerlicht hatte.) Das Monster will also mit allen Mitteln verhindern, dass die Person durch das Tor kommt.

Inzwischen hat die TherapeutIn aber mit der PatientIn erarbeitet, dass nur dann eine langfristige Erleichterung und Heilung erzielen wird, wenn sie es schafft, dieses Monster zu überwinden.

Blöd, denn es gibt keine andere Möglichkeit.[12] Die PatientIn hat nun einige Ideen, wie sie dem doch entgehen könnte:

Sie bittet einen Arzt, ihr ein Betäubungsmittel zu geben, um sich

12 Wie es in einem meiner Lieblingsgospels (Rock my soul) heißt: So high you can't get over it, so low you can't get under it, so wide you can't get around it; you have to go straight through the door. Hören Sie es sich an. Peter Paul and Mary singen den ganzen Text; intensiver ist die Fassung der Les Humphries Singers, die singen aber nur den Refrain.

betäubt am Monster vorbeizuschleichen. Aber das bemerkt das Monster, lässt sie nicht durch und grinst sie fröhlich an, als sie wieder klar im Kopf ist.

Dann hat sie die Idee, einen Hubschrauber zu bestellen. Aber der obere Torbogen wird immer höher und es gibt keine Möglichkeit, darüber hinwegzufliegen. Auch, sich mithilfe eines Baggers unterhalb durchzubuddeln, geht nicht. Und rechts und links vorbeikommen geht eben auch nicht, weil das Tor sich entsprechend weiten kann (s. Gospel).

Dann hat sie die Idee, auf der diesseitigen Seite des Tores zu bleiben. Da ist sie zwar nicht glücklich, da ist es grau und übelriechend, aber wenigstens muss sie sich nicht von dem Monster vernichten lassen (meint sie).

Das entzückt dieses besonders, denn es kann fröhlich alle Register ziehen, und auch wenn die Person nicht hinschaut, ruft es doch alle herrlich quälenden Sätze, die ihm einfallen.

Es gibt nur eine Möglichkeit, und die ist dieselbe wie beim Gespenst.[13]

Und die TherapeutIn begleitet die PatientIn dann auch durch das Tor.

Aber das Monster ist ja nur an der PatientIn interessiert und schert sich nicht um die TherapeutIn. Es hilft nichts: Die PatientIn muss da durch; sie muss sich mit dem Monster auseinandersetzen.

Unter Punkt 2.2.2 finden Sie weitere Beispiele, wie man durch ein solches Tor kommt.

Erwartung, von anderen besser wahrgenommen und behandelt zu werden

Viele unserer PatientInnen leben in dem (manchmal leider auch berechtigten) Grundgefühl, zu wenig von den sie umgebenden Personen in Familie und Beruf wahrgenommen zu werden. Sie laufen so nebenher, erfüllen ihre Aufgaben, versorgen die anderen und erhalten selten oder nie Anerkennung.

---

13 Die TherapeutIn kennt einige sehr wirkungsvolle Methoden, die beim Durchgehen des Tores unterstützen (Panikbewältigung; Traumabewältigung).

Dies ist ein sehr wichtiger Aspekt in der Therapie, insbesondere in der Selbstsicherheitsbehandlung. Oft wird der TherapeutIn im Rahmen der Selbstsicherheitstherapie (Güroff a.a.O.) gesagt: »Immer soll ich den ersten Schritt auf die anderen zugehen«, »Ich soll die anderen anerkennen und respektieren, und wer tut das mit mir?«, »Da soll ich bei Ihnen lernen, mich selbst positiv zu beurteilen, ich will aber, dass die anderen das auch tun«.

Natürlich validiert die TherapeutIn diese sehr nachvollziehbaren Sorgen, denn sie sind in der Regel Folgen einer lange geübten Nachgiebigkeit, Selbstabwertung und Zurückhaltung.

Die TherapeutIn klärt die PatientIn im Rahmen der Psychoedukation darüber auf, dass es unser Verhalten und Auftreten selbst ist, welches Einfluss auf das der anderen nimmt. Deshalb zielt die Therapie auf die Veränderung des Verhaltens und Denkens der PatientIn ab und nicht auf das der sie umgebenden Personen (s. die Fee und das gelöste Problem). Und sie klärt die PatientIn darüber auf, dass ein selbstsicheres und kompetentes Verhalten in der Gesellschaft deutlich mehr anerkannt wird als das Sich-klein-Machen (Güroff 2016).

Kurz: Das neue selbstsichere Auftreten wird längerfristig zu dem führen, was sich die Menschen wünschen: mehr Verstärkung, mehr Zuwendung, mehr Zuneigung von außen. Insofern können wir das Verhalten der anderen indirekt durchaus beeinflussen.

Ein Bild verdeutlicht, wie das vor sich geht:

Die Saligen

Im Alpenraum gibt es Geschichten von den Saligen. Das sind feenartige Wesen, die irgendwo im Wald leben und sich vor den Menschen verstecken. Aber sie kommen des Nachts gerne in die menschlichen Behausungen und bringen Früchte und helfen den Menschen im Geheimen. Sie tun alles, um nicht gesehen zu werden. Manchmal wagen sie sich unter die Menschen, zeigen sich zum Beispiel bei deren Festen und tanzen mit. Aber wehe, wenn einer wissen will, wie sie heißen und woher sie kommen. Dann verschwinden sie sofort (bei Lohengrin taucht dieses Motiv übrigens auch auf). Oder wehe, wenn einer versucht, sie nachts zu ertappen. Dann verschwinden sie für immer und stellen ihre Hilfe ein.

Wenn Sie auch immer nur helfen und keine Ansprüche stellen und eventuelle Fragen, die Sie persönlich betreffen, scheu abwehren, verhalten Sie sich wie eine Salige.

Allerdings fühlen Sie sich bestimmt nicht so, sondern wären gerne ein normaler Mensch und möchten sehr wohl gesehen werden. Ihre TherapeutIn kann Ihnen Wege zeigen, wie Sie sich sichtbar machen und wahrgenommen werden und mitten unter den Menschen leben können, ohne verschwinden zu müssen.

Es gibt noch eine Verhaltensvariante, die dazu führt, dass man wenig Verstärkung und Anerkennung von anderen erhält. Sie betrifft Menschen, die zupacken, immer vorne dabei sind, wenn es um Erledigungen geht, aber auch wenn ihnen gegenüber jemand Sorgen und Beschwerden äußert. Dann sind diese Menschen da, wissen genau, was der Beladene jetzt sofort zu tun hat und was er sicher braucht. Fragen stellen sie allerdings eher nicht. Und dann wundern sie sich sehr, dass die Menschen so wenig dankbar sind, wo sie doch alles für sie tun und immer an die anderen denken und ganz zuletzt an sich selbst.

Hierzu habe ich eine sehr sprechende Geschichte:

Der Yorkshirepudding

Ein Onkel von mir zeigte einmal beim Essen folgendes Verhalten: Die Tante hatte ein neues Rezept (Yorkshirepudding) ausprobiert. Alle waren neugierig und freuten sich, aber mein Onkel griff energisch zu und aß eilig den Großteil davon auf. Die anderen erhielten nur noch kleine Reste und natürlich beschwerten sie sich. Da war mein lieber Onkel eingeschnappt, denn: Schließlich habe er die anderen vor diesem Essen bewahrt, welches schon vom Geruch her nur scheußlich sein konnte. Er habe sich herbeigelassen, in den sauren Apfel, sprich, den Yorkshirepudding, zu beißen. Nie ernte er Dankbarkeit und nie werde sein Einsatz, der doch nur der Familie und ihrem Wohlergehen diene, anerkannt.

Soziale Kompetenzen, insbesondere soziale Kommunikation, ist das, was TherapeutInnen ihren PatientInnen nahebringen werden.

Selektive Wahrnehmung

Ein Mensch, der unter Ängsten, Depressionen, Selbstunsicherheit leidet, wird in diesem Rahmen seine Welt betrachten. Er kann die schönen Aspekte in seinem Leben nicht mehr wahrnehmen und fühlen. Er sieht die Welt durch die depressive Brille. Das folgende Beispiel ist zunächst eine Wahrnehmungsübung, bezogen auf die reale Umgebung. Es kann dann eine Übung, bezogen auf innere Bilder, werden.

Die klare Brille

Ein altbekanntes Bild ist die rosarote Brille. Viele depressive PatientInnen wollen zwar lernen, sich wohler zu fühlen, aber sie wollen sich unter keinen Umständen dabei etwas vormachen. »Ich will keine rosa Brille aufsetzen und mir die grausame Realität schönfärben.«

Was diese Menschen dabei übersehen, ist, dass sie sich eben doch etwas vormachen: Sie tragen eine schwarze Brille, die das Bunte ausblendet. Die Lösung läge darin, eine ungefärbte Brille aufzusetzen, die alles sichtbar macht: das Unschöne und das Schöne.

Wenn wir beides sehen und akzeptieren lernen, können wir auch unsere Emotionen erweitern.

Die TherapeutIn kann die folgende Wahrnehmungsübung mit ihren PatientInnen machen: »Bitte schauen Sie mit mir aus dem Fenster auf die Straße. Und bitte setzen Sie zunächst die schwarze Brille auf: Was sehen Sie nun alles?« Die Antwort fällt einer depressiven Patientin leicht: »Ich sehe die graue Straße, die stinkenden Autos, rücksichtlose Radler, dicke unförmige Menschen, die mürrisch herumlaufen, ich sehe einen Baum, der eindeutig krank ist.« Und so geht es weiter.

Die TherapeutIn unterbricht nach ein bis zwei Minuten und fragt nach dem Erleben der PatientIn. »Traurig, enttäuscht, bitter und abgestoßen«, könnte da die Antwort sein.

Nun bittet die TherapeutIn ihre PatientIn, die rosarote Brille aufzusetzen. Da ist die Reaktion schon deutlich stockender, aber schließlich könnte die Antwort kommen: »Ich sehe eine bunt gekleidete junge Frau mit zwei Kindern, die laut lachen; einen Mann mit einem

Hund, wie ich mal einen hatte, einem Rauhaardackel. Richtig süß sieht der aus, wie er da so herumtapst mit seinen kurzen Beinchen; ein flottes Auto, ein Cabrio; die großen Pappeln am Straßenrand; den blauen Himmel mit den weißen Wölkchen und das Sonnenlicht; ach ja, und dort das Café, in das ich früher gern gegangen bin, da gibt es die besten Kuchen.« Und je mehr sich die PatientIn auf diese Betrachtung einlässt, umso mehr schöne Dinge entdeckt sie. Wieder fragt die TherapeutIn, wie sie sich nun fühlt. Da kommen dann Antworten wie: »Ja, schon viel leichter ums Herz, freudiger. Vor allem fiel mir gerade ein, dass ich mir ja so ein Dackelchen wieder zulegen und mal wieder probieren könnte, ob der Kuchen noch schmeckt.«

Und schließlich bittet die TherapeutIn die PatientIn, eine klare, ungefärbte Brille aufzusetzen und alles zu betrachten, was ihr ins Auge fällt. Diese zählt nun viele Dinge auf, negative und positive.

Ihre Emotionen sind nun interessanterweise dennoch mehr auf der positiven Seite. Es ist von Zuversicht, von Freude im Negativen, von Entschlossenheit, sich einer Partei oder Bewegung anzuschließen, die die Korrektur der gesellschaftlichen und politischen Aspekte in ihrem Programm hat, die sie beklagt, die Rede; es wird mehr von heilsamem Zorn anstelle von Bitterkeit und Depressivität gesprochen. Der Blick für das Positive aktiviert die Energien, gegen das Negative zu handeln.

Diese Übung soll zur Verdeutlichung dienen, wie das Leben allgemein betrachtet werden kann. So kann sie umgewandelt werden in eine Serie von inneren Bildern zum Lebenslauf.

Schwierigkeiten, Veränderungen in das Selbstbild zu integrieren

Im verhaltenstherapeutischen Prozess geschieht es oft, dass PatientInnen schnelle und sichtbare Fortschritte machen; sie merken es selbst, die TherapeutIn merkt es und oft auch Menschen aus dem Umfeld der PatientIn. Und doch taucht ein scheinbar eigenartiges Phänomen immer wieder auf: Alles scheint sich gut zu entwickeln, aber die PatientIn in ihrem Selbstbild (sic!) erlebt sich immer noch so wie zu Behandlungsbeginn. Globale Selbstzuweisungen wie »Ich bin ein schüchterner Mensch«, »Ich bin komischer als die anderen« halten sich lange, auch wenn die Veränderung »vom Verstand her« gesehen wird.

Eine Verinnerlichung des Neuen braucht seine Zeit.

Das hässliche Entlein[14]

Eine Entenmutter hat sieben Eier auszubrüten, wovon eines größer ist als die anderen und auch am längsten ausgebrütet werden muss. Das Geschlüpfte ist auch anders als die anderen Entenküken, die zappelig und fröhlich herumwatscheln, denn es wirkt unbeholfener und tapsiger. Die anderen verspotten es natürlich, wie das Kinder so machen; auch die Entenmutter ist unzufrieden und hätte gerne, dass es so quirlig ist, wie es sich ziemt für eine anständige Kleinente). Das vermeintliche Entlein sieht sich im Wasserspiegel und gibt den anderen recht: Es ist nicht nur tollpatschig, sondern auch (so meint es) deutlich hässlicher.

Deshalb ist es natürlich traurig und wird immer selbstunsicherer. Das Kleine versteckt sich, so oft es kann, vor den anderen und wird allmählich ein Einzelgänger.

Als einige Monate vergangen sind, der Winter gekommen und wieder gegangen und ein neuer Frühling gekommen ist, geschieht Folgendes: Da schwimmen einige große weiße Schwäne vorbei und rufen: »Du bist doch eine/r von uns, was schwimmst du denn so allein herum? Komm herüber zu uns.« Und das vermeintliche Entlein schaut in den Wasserspiegel und sieht, dass es mittlerweile ein wunderschöner weißer Schwan geworden ist, ohne es zu merken. Es gehörte gar nicht der Entenfamilie an; das Schwanenei war aus Versehen ins Nest der Entenmutter geraten.

Zwei Dinge sind in diesem Bild verborgen: zum einen die unmerkliche Veränderung, die das Selbstbild noch nicht erreicht hat. Es dauert länger, bis ein Mensch seine Veränderung auch im Selbstbild, d. h. in tieferen Schichten des (Selbst-)Bewusstseins, integriert.

Zum anderen zeigt dieses Bild wieder die Erfahrung des »Andersseins«, welche von der Umwelt nicht als eine Tatsache akzeptiert und wertgeschätzt, sondern abgewertet wird und zu einer Störung des

14 Nach dem Märchen von Hans Christian Andersen

Selbstwertes führt. Es gibt aber immer Gruppen, zu denen man passt. Niemand ist so anders als alle anderen, dass sich nur das Eremitendasein als Lösung anbietet.

Schwierigkeiten mit Wiederholungen im Therapieprozess

Viele unserer PatientInnen kommen zu uns und wenden bereitwillig die Techniken, Übungen und Maßnahmen an, die ihre TherapeutIn mit ihnen erarbeitet hat. Und sie hoffen oft, dass eine einmalige Übung dann auch dauerhaft wirkt. Diese Hoffnung erfüllt sich aber ebenso oft nicht. Ein wichtiges Prinzip im Rahmen der Verhaltenstherapie ist die Wiederholung. Und genau damit, Wiederholungen im Therapieprozess zu akzeptieren, tun sich viele dann auch schwer. Nicht selten sind davon sogar die TherapeutInnen betroffen und sie beklagen in der Supervision: »Das habe ich doch schon erzählt«, »Das haben wir doch schon geübt«. Und von PatientInnenseite kommt: »Das habe ich schon mal gemacht, aber es wirkt ja nur kurz«, »Gestern ging es, aber heute ist es wieder wie vorher«.

Die folgenden Bilder sind hier oft sehr eindringlich:

Steter Tropfen höhlt den Stein

Dieses Bild ist Allgemeingut und steht hier der Vollständigkeit halber.

Aber es ist immer sinnvoll, das Bild nicht nur zu erwähnen, sondern auch sichtbar zu machen: ein Stein, der hart aussieht, auf den ein Tropfen nach dem anderen (von einer Quelle, einer Höhlendecke oder woher auch immer) fällt, in dem sich schon eine Delle gebildet hat. Jeder Tropfen vertieft diese Delle und wäscht kleine Teile des Steines weg.

Ein Kind versorgen

Stellen Sie sich Folgendes vor: Sie haben ein kleines Kind zu hüten und zu versorgen. Damit es gedeihen kann, braucht es nicht nur einmal ein Fläschchen, sondern tagaus tagein. Zu diesem Kind sagen Sie auch nicht: »Jetzt hast du doch gestern schon gegessen, was brauchst du heute schon wieder etwas. Das eine Mal muss doch reichen zum Wachsen.« Das kleine Kind ist ein gutes Sinnbild für Ihre Seele.

Oder ganz prosaisch:

Haare trocknen
Sie haben eine PatientIn mit vielen und dichten Haaren auf dem Kopf. »Wenn Sie Ihre Haare mit dem Föhn trocknen, müssen Sie jede Strähne mehrmals mit dem Föhn anblasen. Wieso sagen Sie nicht zu Ihren Haaren: ›Da habe ich doch schon mal drübergeföhnt, das muss doch jetzt trocken sein?‹«

Das Labyrinth von Chartres
Bitte drucken Sie sich über das Internet ein Bild vom Labyrinth von Chartres aus.[15]

Sie sehen, dass sich Eingang im unteren Teil des Labyrinths befindet.

In der Mitte ist das Zentrum. Für unser Anliegen hier sei dieses Zentrum das Ziel, das Therapieziel. Auf den ersten Blick sieht es so aus, als könnten Sie dieses Ziel recht schnell erreichen, wenn Sie den Linien folgen.

Nehmen sie nun einen Buntstift und folgen Sie diesen Linien. Bereiten Sie sich aber auf einige Überraschungen vor.

Wie oft muss man etwas scheinbar wiederholen, um weiterzukommen? Wie viele Umwege muss man machen, obwohl man sich dem Ziel so nahe wähnt?

So ist es auch in der Therapie.

Repetitio est mater studiorum – die Wiederholung ist die Mutter aller Studien. Fassen Sie »studiorum« (Studien) als Übungs- und Lernprozesse auf, sind Sie mitten in der Verhaltenstherapie.

Panik erläutern

Manche unserer PatientInnen leiden unter einer emotionalen Eskalation, die mit massiven körperlichen Begleiterscheinungen verbunden sind: einer Panikstörung. Die Betroffenen sind derart von ihren Erlebnissen überrollt, dass sie keine Kontrolle mehr über sich und

15 Und wenn Sie einmal Zeit haben, dann fahren Sie nach Chartres in Frankreich. Das Labyrinth ist auf dem Boden einer der schönsten gotischen Kathedralen zu finden.

das Erleben spüren. Sie verlieren in einem solchen Zustand allen Halt, den Boden unter den Füßen, und fürchten, sterben zu müssen. Sobald sie jedoch den Notruf wählen und jemand kommt, ist die Gefühlseskalation vorbei.

Die VerhaltenstherapeutIn hat nun die Aufgabe, selbstverständlich nach gründlicher ärztlicher Untersuchung und mit dem Ergebnis, dass kein krankheitswertiger Befund vorliegt, diese Menschen davon zu überzeugen, dass diese Panik an sich ungefährlich ist. Das ist ungefähr so leicht, wie jemanden davon zu überzeugen, dass die Erde eine Kugel ist, wenn er fest von der Scheibentheorie überzeugt ist.

Ein Bild zu präsentieren ist hier besser, als nur einen verbalen psychologisch/medizinischen Überzeugungsversuch zu bemühen. Die wirklich letztendliche Überzeugung, dass die Panik bei ihr ungefährlich ist, erlangt die PatientIn ohnehin nur durch die unmittelbare Erfahrung im therapeutischen Prozess.

Das Bild vom Unwetter ist für das Verständnis oft schon hilfreich gewesen.

Blitz und Donner

Die TherapeutIn mag etwa sagen: »Sie haben die Erfahrung gemacht, dass Ihr Körper eine Reaktion zeigen kann, die Sie so herumschüttelt, dass Sie glauben, sterben oder zumindest einen Herzinfarkt erleiden zu müssen. Es fühlt sich an, als säßen Sie in einem Haus, um das herum ein Sturm heraufaufzieht.

Sie wissen zwar, dass das Haus stabil ist und ein guter Blitzableiter auf dem Dach ist (ärztliche Untersuchung), aber beim Blick aus dem Fenster sehen Sie, wie ein unheimlich starker Wind heraufzieht (erste Anzeichen der Panik). Sie hören, wie er heult; Sie sehen, wie sich die Bäume biegen und herumgeschüttelt werden; nun wird es dunkel, und ein Regen setzt ein, der immer stärker wird, bis Sie fast keine Sicht mehr haben. Der Sturm heult und tobt, und nun durchzuckt ein flammender Blitz den Himmel und das Licht in Ihrem Haus beginnt zu flackern. Kurz darauf ertönt ein ohrenbetäubender Donner, der das Haus scheinbar zum Einstürzen bringt. Sie sitzen in Ihrem bebenden Haus, es tobt und blitzt und donnert und heult und prasselt. Dass Ihr Haus stabil sein soll, können Sie in dem Moment kaum glauben. Bisher haben Sie in einem solchen Fall die Feuerwehr gerufen, die Sie beruhigen konnte mit dem Hinweis, dass alles in Ordnung ist und der Gewittersturm gerade abzieht.

Aber auch ohne Feuerwehr verzieht sich ein solches Unwetter von allein. Es zieht weiter. Das Blitzen wird auf einmal seltener, die Donner leiser und ferner, der Regensturm lässt nach und wird zu einem leisen rauschenden Regen, der Wind wird ruhiger, die Bäume stehen wieder aufrecht. Wenn Sie das Fenster öffnen, kommt kühle, frische Luft in Ihr Zimmer, und wenn Sie etwas warten, hört der Regen ganz auf, die Wolkendecke öffnet sich, wird durchlässiger und bald scheint sogar die Sonne wieder. Vielleicht sehen Sie sogar einen Regenbogen.

Ich werde Ihnen in der Therapie zeigen, was Sie für sich während dieses bedrohlich erscheinenden Gewittersturms tun können, damit sie abwarten, bis er sich verzieht.«

Das Bild verdeutlicht, macht sichtbar, dass die TherapeutIn von dem Sturm im Erleben der PatientIn weiß, sie aber auch ganz sicher ist, dass das Haus halten wird und dieser Sturm vorbeiziehen wird.

Die PatientInnen fragen oft, weshalb die TherapeutIn sicher sei, dass es nicht doch ein Untergang wird, es gebe doch entsetzliche Unwetter und Naturkatastrophen, Hurrikans, Tornados, Tsunamis. Dann kann die TherapeutIn antworten, dass sie davon natürlich wisse, sie aber genauso sicher sei, dass das spezielle Unwetter, das sich bei der Patientin abspielt, eben kein Weltuntergangswetter ist. Das wissen wir aus Erfahrung und aus dem ärztlichen Befund. Endgültige Überzeugungsarbeit wird, wie erwähnt, die Erfahrung im therapeutischen Prozess leisten müssen.

Bedürfnis nach sicherer Kontrolle über die Gefühle

Ein zentraler Bestandteil im verhaltenstherapeutischen Vorgehen ist die Konfrontation bzw. Exposition. Wir wissen, dass Menschen vor unangenehmen Gefühlen zurückschrecken; das ist verständlich, wer will schon leiden.

Diese Gefühle können Ängste sein, Traurigkeit, Depressivität, Hass, Ärger, Unsicherheit usw. Wir alle kennen sie. Wie unter »Panik erläutern« (s. S. 64) beschrieben, ist das Folgende eine sehr häufige Furcht unserer PatientInnen: Wenn sie ihren Gefühlen freien Lauf lassen, sie nicht unter Kontrolle halten, werden diese zu einem Tsunami, der nicht mehr zu stoppen ist und im schlimmsten Fall tötet, zumindest so schwere seelische Schäden erzeugt, dass er das Leben nachhaltig zerstört. Um diese Gefühle nicht erleben zu müssen, haben Menschen ihre Intelligenz eingesetzt, ein breitgefächertes Spektrum von Vermeidungsstrategien zu entwickeln (ausführlich bei Güroff a. a. O.). Diese Kreativität beim Vermeiden ist enorm. Aber leider ist die Vermeidung heimtückisch: Kurzfristig entlastet sie, langfristig erhält und vertieft sie die Leiden.

Ich weiß von dieser Not, speziell bei traumatisierten Menschen, und ich nehme sie sehr ernst; aber ich weiß auch von der Möglichkeit der Heilung.

Im menschlichen Gehirn ist eine besondere Fähigkeit angelegt. Sie bewirkt, dass ein schlimmes Gefühl, wenn es denn nach therapeutischen Regeln zugelassen und bearbeitet wird (Margraf a. a. O.), allmählich verschwindet. Eine Gewöhnung, im therapeutischen Prozess »Habituation« genannt, tritt ein, das Gefühl verändert sich und verliert seine Schrecken.

So ist es notwendig, diese in die Irre führenden Strategien der Vermeidung zu unterbrechen und zu ersetzen. Unsere PatientInnen dürfen lernen, sich ihren Gefühlen zu stellen. Die Phantasie hilft den TherapeutInnen, dies den PatientInnen zu verdeutlichen.

Das Gespenst meines Großvaters ☆

»Die Angst ist ein Gespenst, durch das man hindurchgehen muss.« So pflegte mein Großvater zu sagen. Er wusste viele solcher Weisheiten und schaffte es, uns allen immer wieder Mut zu machen.

Sicher kennen Sie die alten Gespenstergeschichten. Die Gespenster kommen um Mitternacht, rasseln und heulen und lehren die Menschen das Fürchten. Diese verkriechen sich in ihren Betten oder rennen, nur notdürftig bekleidet, davon.

Und immer überkommt sie das große Gruseln, wenn sie an dieses Gespenst denken und nie wieder kehren sie in dieses Zimmer, natürlich meist in einem Schloss, zurück.

Sie erzählen den andern Menschen davon, und bald ist das Gebäude verschrien, weil es dort spuke.

Wir aufgeklärten Menschen wissen, dass die Gespenster Phantasiegebilde sind.[16]

Aber das Bild ist hilfreich, wenn wir die Angst als Gespenst sehen und hören.

Ein Gespenst kann nur dann besiegt und kontrolliert werden, wenn die Menschen darauf zugehen, immer weiter, das Heulen und Rasseln ignorieren, auch wenn es lauter wird, das Gespenst ins Auge fassen und schließlich durch es hindurchschreiten. Denn da, und leider erst da, zeigt es sich, dass es ein Luftgebilde ist, und es löst sich auf, hinterlässt vielleicht noch ein bisschen üblen Geruch, noch ein kurzes Heulen und ist verschwunden.

Dass viele Ängste sich wie solche Luftgebilde verhalten, werde ich Ihnen in der Therapie zeigen. Vor allem werde ich Ihnen zeigen, wie man es machen muss, um durch diese Gespenster durchzugehen.«

Probleme, Positives bei sich zu sehen, Lob anzunehmen und zu akzeptieren

Ein sehr häufiges Problem bei sozialen Ängsten, aber auch bei Depressionen und anderen psychischen Störungen, ist die Unfähigkeit unserer PatientInnen, sich zu mögen, sich selbst anzuerkennen, sich selbst wertzuschätzen.

Die TherapeutIn hört Aussagen, wie: »Ich bin halt blöder als alle anderen«, »Ich sehe so schrecklich aus«, »Wenn ich mich selbst anerkenne, belüge ich mich nur« (s. »Die klare Brille«, S. 60), »Wenn ich anfange, den anderen zu glauben, die mir etwas Positives über mich sagen, gehe ich denen auf den Leim; die wollen mich nur für irgendetwas benützen«. Und dies ist nur eine kleine Auswahl an Ideen, die unsere PatientInnen vertreten, denn im Selbstabwerten entfalten sie ihre ganze Kreativität.

---

16 Allerdings habe ich eine kleine Anekdote am Rande: In der Schweizer Hauptstadt Bern steht in der Junkerngasse 56 ein Haus, welches bis heute als Spukhaus bekannt ist. Es werde daher nur als Stadtarchiv genutzt und sei für Menschen nicht bewohnbar. So jedenfalls hat mir das meine Schweizer Freundin versichert.

Was wir daraus ersehen können, ist, dass sich die Menschen nicht nur selbst abwerten, sondern oft auch hartnäckig darauf beharren, dass ihre Selbstabwertung gerechtfertigt sei. Alle möglichen »Gegenbeweise« werden in den Wind geschlagen (sic!).

Es ist aber für ein gutes Lebensgefühl unabdingbar, dass wir uns selbst mögen und anerkennen und dass wir uns Fehlschläge verzeihen können.

Neben den bereits dargestellten Bildern legt das folgende Bild den Schwerpunkt auf die Erkenntnis, dass die Selbstliebe eine Notwendigkeit ist.

Die Giftkröte[17]

Es lebte einmal eine Prinzessin (jede Frau ist eine Prinzessin und jeder Mann ein Prinz!), die eigentlich alles hatte, was zum Leben notwendig ist, aber sie wurde immer schmaler und blasser und trauriger. Klar, einiges fehlte ihr, was andere haben, aber im Großen und Ganzen war sie gut ausgestattet. Viele ÄrztInnen, HeilpraktikerInnen, Freunde und Freundinnen hatten viele Medikamente oder Ratschläge, aber nichts half; sie wurde immer kränker und hatte bald keine Lust mehr zu leben.

Da wurde eine weise Frau vorstellig, die von der Prinzessin gehört hatte (die Geschichte spielt zu einer Zeit, als es den Begriff »Psychotherapie« noch nicht gab). Sie befragte die Prinzessin und spürte bald, dass ihr etwas Grundlegendes fehlte, etwas, was ein Mensch zum guten Leben braucht. Dann ließ sie sich von ihr zeigen, wie sie den Tag so verbrachte, wie sie für sich sorgte. Die Prinzessin führte sie unter anderem an eine klare sprudelnde Quelle, aus der sie täglich trank. Das war eigentlich richtig, aber die weise Frau untersuchte diese Quelle genauer. Da entdeckte sie tief im Laub verborgen eine fette warzige Breitmaulkröte, die eine Menge an Giftdrüsen hatte. Mit Freude folgte diese Kröte ihrer Natur und entließ täglich eine ansehnliche Dosis Gift in die Quelle. Und dieses Gift trank die Prinzessin täglich. Ihre Quelle war vergiftet.

17 Im Decamerone von Giovanni Boccaccio gibt es eine Geschichte von einer solchen Kröte. Ich habe sie für unsere Belange hier deutlich abgewandelt.

Die weise Frau holte einen Korb, setzte die Kröte hinein und brachte sie in den Zoo, wo sich kluge TierpflegerInnen von da an um sie kümmerten.

Und die Prinzessin? Sie wurde gesund, denn die Quelle war frei vom Gift.

Wir müssen unsere Giftkröten finden und anderen in Obhut geben.

Ein wichtiger Lebensquell von vielen für unsere Gesundheit ist die Selbstachtung und die Selbstliebe.

Eine weitere sehr bekannte Giftkröte ist der Spruch »Nicht geschimpft ist gelobt genug«. Wir brauchen Anerkennung, ausdrückliche Akzeptanz, wohlwollende Bekräftigung an unserem Lebensquell.

In der Therapie wird es wichtig sein, die Giftkröten zu finden und in den Zoo zu bringen. Meist reicht es aus, das Quellwasser rein und sprudelnd dazustellen. Wenn Sie aber das Bild vertiefen wollen, können Sie an die Stelle der Kröte eine Schutzfigur stellen:

Die Quellnymphe

Zu den Quellnymphen gibt es eine Menge Erzählungen; die sollen uns hier einmal nicht interessieren. Was wir brauchen, ist das Bild einer göttlichen jungen Frau, die an der Quelle wacht und aufpasst, dass diese immer Wasser führt und dass keine Verunreinigungen mehr passieren. Sie ist mit Zauberkräften versehen, sodass man sich auf sie verlassen kann.

Sollten wieder eine Kröte oder andere Gifttiere die Quelle aufsuchen und gar beherrschen wollen, steht ab jetzt unverrückbar und mächtig die Nymphe als Schutz vor der Quelle. Allerdings müssen wir lernen, auf sie zu hören!

Probleme vorübergehend hinter sich lassen

Zu Beginn der Therapie, wenn die PatientIn erfüllt ist von ihren Problemen und ein großes Mitteilungsbedürfnis hat, aber auch während des weiteren Behandlungsprozesses reicht die 50-minütige Sitzung oft nicht aus, um ein angesprochenes Thema zu einem Ergebnis zu führen. Die Sitzung neigt sich dem Ende zu, und die PatientIn ist noch mitten im Problem gefangen.

Ich vertrete die Auffassung, dass jede Therapiesitzung mit einem »guten« Ende (nicht mit der endgültigen Lösung natürlich) abgeschlossen werden sollte.

Oder: Geplagt von ihren Problemen, möchten unsere PatientInnen oft wissen, wie sie außerhalb der Therapiesitzungen einigermaßen vor ihren Nöten geschützt werden können.

Der Tresor

Sehr bekannt ist die sog. Tresorübung (z.B. Reddemann 2016), die speziell für traumatisierte PatientInnen entwickelt wurde, weil diese von sehr bedrohlichen und quälenden Bildern und Erinnerungen heimgesucht werden.

Diese Übung eignet sich aber natürlich grundsätzlich für alle die Fälle, in denen die PatientInnen außerhalb des Therapiegeschehens in der Praxis oder bei therapeutischen Hausaufgaben einen vorläufigen Schutz vor ihren inneren Gespenstern brauchen.

Sie können Ihre PatientIn bitten, sich einen Tresor vorzustellen. Da hat auch jede ein eigenes Bild. Manche Tresore sind riesig groß, manche klein und bunt; alle sind jedoch gut verschließbar und nur durch die Patientin zu öffnen. Sie möge ihr aktuelles Problem in diesen Tresor legen, ihn gründlich verschließen und nur bei Bedarf (genug Kraft oder in der nächsten Therapiestunde) wieder öffnen und das Problem herausholen zur weiteren Bearbeitung.

Eine Vertiefung bzw. Ausweitung dieses Bildes wird unter 2.2.1.2 noch einmal aufgegriffen (s. »Der gesicherte Ort für Probleme«).

Der Computer

Manche meiner PatientInnen konnten aber mit dem Bild des inneren Computers mehr anfangen.

»Stellen Sie sich vor, sie hätten einen PC an einem geheimen Ort, der über ein Programm verfügt, zu dem nur Sie das Passwort haben. Und dieses Programm ist unhackbar. Nun sind Sie in der Therapiesitzung und die Zeit neigt sich dem Ende zu.

Sie öffnen jetzt diesen imaginären PC, dann das geheime Programm und geben das Thema und das vorläufige Ergebnis ein. Dann drücken Sie die Speichertaste und schließen Programm und PC. Da ist das Material nun sicher gelagert; keiner kann unberechtigterweise ran, und zusammen mit mir, der TherapeutIn, werden Sie sich in der nächsten Therapiestunde darum kümmern. Alles ist sicher gespeichert, und während der Woche müssen Sie sich nicht weiter damit befassen. Ebenso können Sie mit quälenden Befindlichkeiten verfahren, die Sie im Lauf der Woche einholen, die jedoch noch nicht im therapeutischen Geschehen angegangen werden konnten.

Alles kommt dran, alles zu seiner Zeit, nichts Wichtiges geht verloren.«

Rückfälle verstehen und akzeptieren

Es gibt kaum eine Therapie, in der nicht ein Plateau, also ein scheinbarer Stillstand in der Entwicklung entsteht oder gar ein scheinbarer oder tatsächlicher Rückfall in alte Erlebens-, Einstellungs- und Verhaltensmuster. Diese Aspekte sind eine unangenehme Erfahrung für TherapeutIn und PatientIn. »Da komme ich jetzt monatelang her, mühe mich ab, und jetzt war alles umsonst«, so oder ähnlich sind dann die Reaktionen. Dabei ist das ein selbstverständlicher Prozess.

Die Veränderungs- und damit Heilungskurve ist nicht eine Gerade, die im Koordinatensystem links unten beginnt und irgendwann rechts oben in schwindelnder Höhe endet, wo dann alles erreicht ist und kein Leid mehr droht. Das wäre die Ankunft im Paradies, das es bekanntlich auf Erden nicht gibt.

Auch diese Information ist Teil der Psychoedukation. Und auch hier hilft neben dem Labyrinth von Chartres und der Bergwanderung ein Bild:

Neue und ausgetretene Pfade

»Wenn Sie sich im Rahmen der Therapie verändern, gehen Sie neue Wege; Sie verlassen die jahrelang ausgetreten Pfade, die immer wieder in die Irre geführt haben. Diese Pfade sind breit, gewohnt, langweilig und wenig bunt. Sie sind vielleicht grau und asphaltiert und führen oft in düstere Häuser (negatives Selbstbild; Depression) und sind ebenfalls begangen von Giftkröten (belastende Einstellungen, Gedanken und Selbstumgangsweisen), Gespenstern (Ängste) und wenigen glücklichen Menschen (Wahrnehmung der Umwelt), um nur eine kleine Auswahl von möglichen Begegnungen zu erwähnen.

Der neue Pfad ist unbekannt, und Sie erwarteten vielleicht noch schlimmere Ungeheuer.

Nun sind Sie diesen neuen Pfad aber schon einige Zeit gelaufen und haben zu Ihrer großen Überraschung neue Begegnungen gemacht: ganz nette Menschen, bunte Blumen, interessante Tiere, die gar nicht daran denken, Gift zu verteilen. Sie haben erste Glücks- und Mutgefühle sammeln können. Aber der Weg ist kurvig und, solange Sie ihn gehen, immer neu und unbekannt, und (s. Bergwanderbild, S. 36) er ist auch manchmal steil. Und da kommt eine Kurve, die Sie sehr an eine Kurve aus Ihrem ausgetretenen Pfad erinnert, und schon assoziieren Sie die Begegnung mit den alten Ungeheuern. Sie zagen und zögern, fühlen sich plötzlich wieder wir vor der Therapie, bleiben stehen und rechnen mit dem Schlimmsten. Ich werde Ihnen helfen, langsam weiterzugehen und Sie begleiten.«

Das Bild zeigt etwas sehr Wichtiges:

Wie wir aus neurophysiologischen Forschungen wissen, sind neue Erfahrungen neue neuronale Vernetzungen, die Ihnen niemand mehr nehmen kann. Aber die alten Netzwerke sind auch noch da und können durch auslösende Reize, sogenannte Trigger, plötzlich aktiviert werden. Und da fühlt es sich an, als seien Sie vollständig auf der alten Straße. Aber das sind Sie nicht; Sie wurden nur daran erinnert und fühlen und verhalten sich so wie früher.

Sie sind längst auf dem neuen Weg. Gehen Sie ihn ruhig weiter. Sie werden sehen, dass hinter der Kurve eine besonders interessante Blume blüht.

Enttäuschung über wiederkehrende Probleme im Therapieprozess

Was ist aber, wenn da doch plötzlich ein scheinbar bekanntes Gespenst steht, wie in der Geisterbahn, und grinst und sagt: »Gell, mit mir hast du nicht mehr gerechnet?«

Wie ich schon im Bild der Fee dargestellt habe, geht es in der Psychotherapie weniger darum, die Umwelt zu verändern, sondern mehr darum, für sich selbst neue Verhaltensweisen, Beurteilungen, Bilder und damit neues Erleben im Umgang mit der Realität zu finden.

Die Erfahrung müssen wir alle machen, dass Ängste und andere unangenehme Gefühle nicht komplett und unwiderruflich wegradiert werden können. Sie begegnen uns auch auf dem neuen Pfad, jedoch in einem völlig veränderten Setting. Und wir können ihnen anders, verändert, entgegentreten.

Bekannte Ungeheuer auf dem neuen Pfad

Da kommt hinter der Kurve auf unserem neuen Weg doch tatsächlich wieder das Angstgespenst und versucht, uns zu provozieren. Sie gehen, wie Sie es gelernt haben, einfach weiter und sagen zu sich: »Den kenne ich; mit dem komme ich klar; durch den gehe ich einfach durch« (s. »Das Gespenst«, S. 67). Oder Sie sagen zu sich: »Ich bin viel stärker geworden. Ich sehe viel mehr, zum Beispiel Menschen, die mich begleiten, Wege, die gut ausgebaut sind, Brücken, die gut tragen (Benennen der neu gewonnenen Fertigkeiten). Ich weiß, dass ich sicher bin.« Oder sie können Übungen aus Kapitel 2.2.2.4 anwenden.

Eine schwere Zeit durchstehen, bis die Behandlung greift

Zu Therapiebeginn kommen unsere PatientInnen oft mit einem sehr großen Bedürfnis nach Entlastung. Dies können wir ihnen mit etlichen Hilfen geben, wie mit der Anbindung an eine psychiatrisch-medikamentöse Behandlung und kognitiv-verhaltenstherapeutischen Techniken zur Erstentlastung.

Ein nächste Bild kann dies gut verdeutlichen.

Die Inuit

»Es gibt Ethnien (Volksgruppen) auf der Erde, die gelernt haben, sich widrigen Lebensumständen anzupassen, das sind unter anderem die Inuit.

Sie leben in arktischen Gebieten, in denen es während der Wintermonate nicht nur sehr kalt ist, sondern auch permanente Dunkelheit mit wenig Tageslicht herrscht.

Diese kalte Dunkelheit sei einmal für unser Anliegen hier das Bild für die erlebte belastete Grundbefindlichkeit.

Die Inuit überleben diese Zeit mit einigen sehr klugen Maßnahmen: Sie bauen sich Häuser (Iglus), die aus Stein, Gras und anderen

Materialien errichtet und mit Schnee und Eis abgedichtet werden. Sie haben Nahrungsmittel, die sie, auch dank der Kälte, haltbar machen können, um sich über die schwere Zeit zu bringen.

Und – das ist sehr wichtig – sie wissen, dass die Zeit vorübergehen wird; dass wieder Monate kommen, in denen sie ausschwärmen, jagen, fischen, über das Wasser fahren und miteinander feiern und tanzen können.

Es ist schwer, in der Dunkelheit an das Licht zu glauben. Aber Überlebenstechniken können dabei helfen.

Und dieser Glaube ist es auch, der uns über die schwere Zeit hinweghilft. Den ersten Schritt zur Überwindung der Dunkelheit haben Sie ja mit dem Beginn der Therapie gemacht. Die TherapeutIn zeigt Ihnen, wie sie zunächst Iglus bauen und die Nahrung sichern können.«

Dieser Schwierigkeit sehr ähnlich ist die folgende:

Sorge der Patientin, dass nichts geschieht, sich nichts tut

Immer wieder müssen TherapeutIn und PatientIn eine gemeinsame Durststrecke (sic!) im therapeutischen Prozess durchwandern. Trotz Anwendung der Hausaufgaben, die in der Verhaltenstherapie ja eine große Rolle spielen, trotz vieler Anstrengungen scheint sich wenig Veränderung in die positive Richtung abzuzeichnen. Die PatientIn ist in Gefahr, den Mut zu verlieren, sich als hoffnungslosen Fall zu sehen. Ich habe in einem solchen Fall gerne das Beispiel eines Ablegers meiner Birkenfeige eingebracht.

Die Birkenfeige und ihr Ableger ☆

Auch in meiner Praxis stand ein Exemplar der Birkenfeige. Eines Tages war bei Reinigungsarbeiten ein Zweig abgebrochen. Ich warf ihn nicht weg, sondern stellte ihn in eine Vase mit Wasser, in der Hoffnung, dass er sich in eine eigenständige neue Pflanze verwandeln möge.

Im Laufe der Tage und Wochen verlor er aber zügig und stetig sämtliche Blätter und stand wenig reizvoll wie ein alter Stecken in der Vase. Als sich das nicht besserte, wollte ich ihn wegwerfen. Aber da sah ich eine Veränderung am unteren Ende dieses Steckens: Er war an dieser Stelle deutlich dicker geworden, als wäre er geschwollen. Da erkannte ich, dass da grundlegend und fast unsichtbar gearbeitet wurde. Im Untergrund wirkten Lebenskräfte, die für die weitere Entwicklung eine fundamentale Basis schufen. Wieder einige Wochen später sprossen dichte Wurzeln und bald auch Blätter. Schließlich war eine neue Pflanze entstanden, die in einen eigenen Topf mit eigener Erde gepflanzt werden konnte.

Voraussetzung, dass dies geschehen konnte, waren Wasser, Licht und Wärme, also Bedingungen, die im therapeutischen Prozess im übertragenen Sinn dargeboten werden. Und zwei weitere für ein therapeutisches Geschehen sehr wesentliche Aspekte waren dabei unabdingbar: Geduld und Hoffnung.

Sorge, sich selbst zu verlieren bei der Veränderung

Manche PatientInnen kommen mit der Befürchtung in die Therapie, sie könnten sich so verändern, dass sie nicht mehr sie selbst sind. Sie sind zwar leidend, aber doch so an die Gesamtsituation gewöhnt, dass sie sich nur schwer vorstellen können, wie das anders sein könnte (s. »Die ChauffeurIn«, S. 46). Und nicht nur das, sondern sie haben Sorge, sie könnten sich und anderen fremd werden.

Dies ist ein wichtiger Aspekt bei der Psychoedukation, wenn Sie mit den PatientInnen die Ziele erörtern. Die grundlegende Information ist die, dass die PatientIn sich verändern, aber immer im Kern sie selbst bleiben wird.

Hilfreich ist das Bild des Schmetterlings.

Der Schmetterling

Eine Raupe lebt in einem Baum; sie ist ein haariges Biest und verfügt über merkwürdig viele Beinchen. Ihre Fortbewegungsart ist ebenfalls eigentümlich. Sie hebt sich in der Leibesmitte, bildet einen Bogen und schleudert den vorderen Teil ihres Leibes nach vorne. So kommt sie voran. Außer Fressen hat sie sonst eigentlich keine großen Interessen. Manche Menschen sind fasziniert von ihr, weil sie so eigenartig ist; manche gruselt es etwas.

Die Raupe hat das allmählich satt und beschließt, sich zu verändern. Sie hat, wie im Übrigen alle Lebewesen (!), die Kompetenzen für eine Erneuerung in sich angelegt.

Im Unterschied zum Menschen, dessen Handlungs- und Erlebenswelt etwas komplexer ist als die der Raupe, braucht sie für ihre Veränderung keine therapeutische Unterstützung. Sonst aber ist vieles vergleichbar.

Sie zieht sich erstmal zurück und wickelt sich ein. Das könnte beim Menschen eine Klinik sein, aber auch eine ambulante Therapie. Und in diesem sehr geschützten Kokon beginnt ihre Veränderung. Vieles baut sie um, vieles gestaltet sie um. Nach einigen Wochen (beim Menschen Monaten) ist die Zeit gekommen, dass sie sich aus dem Kokon allmählich herauslöst. Die Türen können sich öffnen, die Schutzhülle ist nicht mehr nötig und das veränderte Tier entfaltet sich.

Es ist immer noch dasselbe Tier, hat immer noch dasselbe Ich, aber der Körper, wenn auch weiterhin etwas haarig, hat eine veränderte taillierte Form und Fühler und andere Augen bekommen (spürt und sieht mehr von der Welt) und vor allem: Das Tier hat Flügel, bunte leuchtende Flügel (neue Kompetenzen), mit denen es sich vom Baum lösen kann, mit denen es in die Welt fliegen und flattern kann, mit denen es Pflanzen besuchen kann, die ihm ähnlich sehen, die ihm entgegenduften, mit denen es sich austauschen kann über Farben. Und vor allem: Es kann die Liebe mit anderen Schmetterlingen genießen und sich vermehren.

Angst vor Identitätsverlust

Ein dem vorigen Beispiel sehr ähnliches Problem von PatientInnen ist die Sorge, bei Rollenspielen etwas zu inszenieren, was nichts mit der eigenen Persönlichkeit zu tun hat. Ein Patient hatte mich, als ich eine junge Therapeutin war und ihm das Selbstsicherheitstraining anbieten wollte, ärgerlich angeschrien, ob ich ihn zum Schauspieler machen wolle. Er habe Ängste und wolle die loswerden. So zu tun als ob, helfe ihm da nicht.

Ein wunderbarer Cartoon von Charles M. Schulz, der im Internet unter dem Stichwort »Die Charlie-Brown-Übung« zu finden ist, kann hier hinzugezogen werden.

Charlie Brown
Charlie Brown steht mit gesenktem Kopf da und erklärt seiner Freundin, dass dies die Haltung sei, wenn er sich depressiv fühle. Wenn er den Kopf hebe, gehe es ihm sofort besser. Der Clou kommt jetzt: Wenn er aber etwas von seiner Depression haben möchte, muss er unbedingt den Kopf gesenkt halten, erklärt er dann und senkt den Kopf.

Worum es mir hier, neben dem sehr kreativen Witz, geht, ist: Charlie Brown hat erkannt, dass eine veränderte Körperhaltung auch verändernde Wirkung auf die Gefühle hat. Aber: Er bleibt immer er selbst! Er fühlt sich nur anders.

Und genau das ist der Sinn bei Rollenspielen: Verändertes Verhalten, veränderte Körperhaltungen, veränderte Lautstärke und dergleichen verändern das Erleben, nicht jedoch die Person selbst.

Hilfreich kann auch das folgende Bild sein:

Die Sonnenblume
Eine Sonnenblume steht im Garten. Es hat lange Zeit geregnet, und der Himmel war bewölkt; so hängt ihr Kopf ziemlich tief (Depression). Wie zu erwarten, ist dieser Zustand nicht von ewiger Dauer, sondern eines Tages kommt die Sonne wieder durch die Wolken, die sich denn auch verziehen. Die Sonne scheint auf die Sonnenblume und diese streckt relativ schnell ihren Kopf der Sonne entgegen, die Blütenblätter entfalten sich und sie leuchtet mit der Sonne um die Wette.

Sie ist immer noch dieselbe Blume. Sie steht nur anders da.

Mit Kränkungen fertig werden

Vielen unserer PatientInnen wurde im Verlauf ihres Lebens von anderen Menschen sehr wehgetan. Sie wurden oder werden abgelehnt, verspottet, gekränkt.

Diese Kränkungen hängen tiefgreifend im Erleben nach; sie hinterlassen scheinbar nicht heilen wollende seelische Wunden. Täglich grübeln die Betroffenen über diese Ereignisse nach, erleben sie immer wieder neu und leiden unter hilflosem Zorn. Oft kommen die PatientInnen dann in die Therapie mit der Überzeugung, dass es ihnen gut gehen würde, wenn ihnen das nicht passiert wäre. Die kränkenden Menschen hätten ihnen ihr Leben verdorben, und so suchen sie nach Rache und Vergeltung. Sie wünschen sich von der TherapeutIn, ihnen dabei zu helfen.

Gerade zu Beginn der Therapie kommt nun die TherapeutIn in die Bredouille:

Sie will der leidenden und verletzten PatientIn beistehen, kann sich aber auf die Rachewünsche nicht einlassen, weil sie weiß, dass gerade diese es sind, die die Not aufrechtzuerhalten helfen.

Ein Bild kann zu Beginn der Behandlung bei der Psychoedukation zur Erläuterung hilfreich sein:

Der Schmiss

Kennen Sie »schlagende« Studentenverbindungen? Sie entstanden Ende des 18. Jahrhunderts und waren damals politisch sehr fortschrittliche Vereinigungen.

Sie hatten und haben als eines ihrer Reglements die Mensur, einen Fechtkampf, der Tapferkeit und Persönlichkeitsstärke prägen helfen soll.

Noch zu Beginn des vorigen Jahrhunderts war es den jungen Männern sehr wichtig, als Angehörige einer solchen Verbindung erkannt zu werden.

Deshalb hatten sie gerne einen oder auch mehrere »Schmisse« im Gesicht.

Ein Schmiss entstand bei der Mensur und ist ein Schnitt auf der Wange oder der Stirn. Nun sollte diese Verletzung nicht zu schnell heilen, weil sonst die Narbe, gerade bei gesunden jungen Menschen, zu unauffällig wurde.

Sie »pflegten« also diese Verletzung, indem sie die Wunde offen hielten, nicht verbanden und Pfeffer oder ähnliches hineinstreuten. Das tat natürlich höllisch weh, führte aber zum Ergebnis, dass sie mit tiefen Narben im Gesicht herumlaufen durften. Erst, wenn die Narbe gravierend war, hörten sie mit dem Pfefferstreuen auf.

Im Unterschied zu Ihnen wollten die Studenten die Verletzung »am Leben« erhalten; Sie aber wären die Ihre gerne los und hätten sie gerne geheilt. Aber dennoch verhalten Sie sich wie die Studenten von damals: Sie streuen dadurch, dass Sie darüber grübeln und sich Rache wünschen, immer neu Pfeffer in die Wunde. Es gibt heilenden Umgang mit den seelischen Schmissen, den unsere PatientInnen in der Therapie lernen werden (vgl. Linden 2017).

Angst vor Aufdeckung/Entdeckung schlimmer Eigenschaften

Gerade für junge TherapeutInnen ist ein Phänomen, das sich bei einigen PatientInnen zeigt, sehr verwirrend: Die PatientIn zeigt sich sehr belastet und leidend, will auch eine Veränderung und macht doch nicht mit. Immer wieder erfüllt sie entweder ihre Hausaufgaben nicht oder kommt zu spät oder sagt öfter ab oder bringt immer »ganz wichtige« aktuelle Ereignisse ein (s. auch das folgende Bild »Die Donau bei Vilshofen«).

Bevor sie interpretiert, sollte die TherapeutIn dies unbedingt mit der PatientIn thematisieren. Durch geduldiges Nachfragen ergibt sich dann nicht selten eine tiefe Angst der PatientIn vor der Aufdeckung ihrer bisher sorgfältig unter Vermeidungsstrategien verborgenen Persönlichkeit. Es könnten ja ganz furchtbare Dinge ans Tageslicht kommen, furchtbare Gefühle, furchtbare Eigenschaften.

Das Fell des verzauberten Prinzen

Kennen Sie das Märchen »Schneeweißchen und Rosenrot«? Da spielt ein Prinz eine Rolle, der von einem Zwerg in einen Bären verwandelt wurde.

Für uns ist hier nur die Tatsache interessant, dass dieser Bär bei den beiden jungen Frauen auftaucht, sich beim Verlassen des Hauses das Fell am Türrahmen einreißt und dabei plötzlich Gold durch das Fell schimmert.

Lassen Sie uns hier dieses Bild für unsere Zwecke weiterspinnen.

Immer wieder kommen unsere PatientInnen zu uns und haben sich im Laufe des Lebens ein dickes, manchmal undurchdringliches, Fell zugelegt, um sich vor Angriffen und sonstigen Verletzungen zu schützen (auch eine Vermeidungsstrategie). Das ist per se gar nicht so schlecht und eine Hilfe der Natur.

Schwierig wird es nur, wenn sie sich selbst nur noch ausschließlich in diesem Fell sehen. Wo immer sie hinkommen, tragen sie es und wissen längst nicht mehr, wie sie eigentlich ohne diesen Pelz aussehen. Und viele wollen es auch gar nicht wissen, weil sie fürchten, darunter könnte ein bedeutungsloses unschönes oder gar hässliches Wesen aus billigem Blech verborgen sein.

Und jetzt sage ich Ihnen aber Folgendes: Sie sind ein Mensch und Teil der Schöpfung. Unter Ihrem Fell befindet sich auch viel Gold. Sie sind ein Prinz/eine verzauberte Prinzessin (in sorgloser künstlerischer Freiheit können wir hier auch eine verzauberte Prinzessin im Bärenfell herumlaufen lassen).

Ihr Gold ist versteckt, um geschützt zu sein. Wir suchen in der Therapie danach; und ich verspreche Ihnen, wir werden fündig. Lassen Sie uns neugierig sein, wie dieser Prinz/diese Prinzessin aussieht, welches Gold wir finden. Therapie ist Schatzsuche.

Die PatientIn will sich nur bedingt auf das Neue einlassen

Hinter dem zögerlichen, scheinbar widerständigen Verhalten von PatientInnen kann sich aber auch ein anderes Problem verbergen: Sie sprechen von der Angst, im Neuen nicht mehr zurückzufinden in bekannte Schutzzonen; das Neue könnte ungeahnte Gefahren mit sich bringen, und sie könnten darin verharren müssen.

Das Treppenhaus im Kaufhaus

Sie fühlen sich wie Menschen, die in einem Kaufhaus eintauchen möchten in die Welt der bunten Angebote, sich aber nicht trauen, weil sie den Ausgang nicht mehr finden könnten, sollte es doch bedrohlich werden. So bleiben sie im Kaufhaus im grauen, nüchternen Treppenhaus und spähen nur von diesem vermeintlich sicheren Ort durch die Eingangstüren auf den verschiedenen Stockwerken in die Kaufetagen. Von Weitem sehen sie die bunten Dinge und wagen nicht, ganz hineinzugehen und die Tür hinter sich zu schließen.

Der Wald neben der Straße

Oder sie fühlen sich wie Menschen, die auf einer breiten Straße neben einem Wald gehen, aber gerne in ihn hineingehen möchten, weil es dort eine Lichtung geben soll mit ganz seltenen und wundersamen Blumen. Sie fürchten aber, aus dem Wald nicht mehr herauszufinden, sollte es bedrohlich werden. Sie bleiben auf der grauen Asphaltstraße neben dem Wald und schauen angestrengt ins Gehölz, ob sie die Blumen von außen sehen können. Das können sie aber nicht. So versäumen sie den Kontakt mit dem bunten und/oder wundervollen Leben und verharren im Grauen.

In der Therapie lernen PatientInnen, sich auf die bunte Welt einzulassen, sie werden ausgerüstet mit sinnvollen (!) Orientierungshilfen, genießen die Erweiterung ihrer Grenzen und erfahren ein neues Gefühl von Sicherheit.

Abschweifen vom Hauptziel

PatientInnen, und mit ihnen die TherapeutInnen, können während des therapeutischen Prozesses immer wieder auf Abwege geraten, ein Phänomen, welches gerade in der Verhaltenstherapie eher unerwünscht ist, insbesondere wenn das ursprüngliche Ziel immer mehr in den Hintergrund gerät und fast verschwindet, obwohl es noch relevant ist. Die Gründe dafür sind vielfältig. So kann es sich um ein Vermeidungsverhalten bei der PatientIn handeln, sich mit der belastenden Thematik zu befassen; es kann aber auch ein Ergebnis der vielen Bau- und Brandstellen sein. Dies muss ergründet und berücksichtigt werden.

Aber zunächst sollten sich die beiden darüber erst einmal grundsätzlich verständigen, dass sie dabei sind, das ursprüngliche Ziel aus den Augen zu verlieren (sic!). Dabei ist ein Bild sehr sprechend, das mir bei einem Spaziergang an der Donau bei Vilshofen in Niederbayern eingefallen ist:

Die Donau bei Vilshofen

Dort ist die Donau nicht ausgebaut und sie darf noch in ihrer natürlichen Weise fließen, mit einem Hauptstrombett und vielen Nebenstromarmen, die zum Teil wieder einmünden in den Hauptstrom, aber auch manchmal als morastiger Tümpel enden.

Wenn wir in der Verhaltenstherapie den Hauptstrom verlassen und mit dem Therapieboot in einen Nebenstrom rudern und davon erneut in einen weiteren Nebenstrom und dann in einen Seitenarm, der schließlich unter Auenbäumen im Schilf endet, dann kann das sehr berührend sein. Wir können eine Welt auffinden, die die Patientin bisher noch nicht erschlossen hatte. Diese Entdeckungen können wichtig sein und hilfreich, aber zumindest sollte man sich diese Veränderung des ursprünglich geplanten Weges bewusst machen. Dann sollten sie gemeinsam überlegen, ob die Patientin ein neues Zuhause gefunden hat in diesem Auengebiet, wie es mit ihrem früheren Wunsch und Ziel steht und ob sie bereit ist, zum Hauptstrom zurückzurudern.

Probleme mit kurzfristig positiven und langfristig negativen Folgen
Dies ist ein sehr häufiges Phänomen, und es ist nur allzu menschlich. Wie oft essen wir die Schokolade, weil sie uns gerade so schmeckt, obwohl wir uns später wieder ärgern, wenn wir auf die Waage steigen. Wie oft bleiben wir auf dem Sofa liegen, auch wenn wir wissen, dass ein Spurt an der Luft im Park bessere Gefühle hinterlassen würde. Wie oft schieben Menschen Dinge hinaus, obwohl ihnen klar ist, dass sie sich glücklicher fühlen würden, hätten sie sie erledigt. Das momentane kurzfristige Wohlgefühl hat mehr Macht über unser Handeln als das »bessere« langfristige.

Es handelt sich bei den Betroffenen in aller Regel nicht um »faule« Personen, sondern oft um Menschen, die in ihrem Leben viel gelitten haben. Sie leben im Gefühl, dass ein Ungleichgewicht bei ihnen besteht aus guten und belastenden Erfahrungen. Sie sehnen sich danach, einfach einmal im Wohlgefühl sein zu dürfen, ohne dass sie sich das erst wieder »verdienen« oder erkämpfen müssen. »Einfach mal genießen dürfen ohne Leistung. Und nicht immer verzichten müssen, auch wenn es vorübergehend ist«, wie es eine von vielen PatientInnen sagte. Oder eine andere: »Ich habe so viel im Leben aushalten müssen, ich will mal nicht vernünftig sein.« Und jetzt wird ihnen auch noch in der Therapie etwas erzählt von kurz- und langfristigen Konsequenzen, mit anderen Worten: Wieder sollen sie erst einmal durch Belastendes durch und dieses aushalten, bis sie vielleicht etwas Freude empfinden dürfen. Oder in der Sprache der Psychoanalyse: Sie müssen Triebverzicht leisten, um zum Eigentlichen zu gelangen. Der Trieb (s. »Der schöne Mephisto«, S. 166) will, dass wir jetzt und sofort etwas Schönes bekommen, auch wenn es längerfristig unangenehme Folgen hat. Wir haben *jetzt* das Bedürfnis nach Lustgewinn und schließen die Augen vor den Folgen. Wenn die dann kommen, leiden wir und schwören uns, dass das anders wird. Bis zum nächsten Mal.[18]

(Und während die Autorin diesen Text verfasst, schiebt sie sich ein Gummibärchen nach dem anderen in den Mund. Dies nur nebenbei ...)

Und doch, es gibt keine Alternative, so unschön das ist: Wir müssen manchmal verzichten und etwas aushalten. Dieses Zeitfenster können wir uns aber gestalten, weichzeichnen, sogar völlig neu betrachten lernen, in einen neuen Rahmen stellen.

Es kann mit erfreulichen Dingen gespickt werden oder mit ganz neuen Betrachtungen belegt werden, sodass dem Prozess etwas Positives abgewonnen werden kann. Er kann zudem als Phase verstanden werden, die zu etwas viel Besserem führt.

Vier Bildvorschläge:

Das bunte Zimmer

Wenn es nötig ist, auf eine kurzfristige Handlung zu verzichten, weil sie langfristig schadet, erstellt die Verhaltenstherapeutin mit ihren PatientInnen sogenannte Verstärkerlisten, in denen alle möglichen Ersatzvergnügen zu finden sind.

Es ist hilfreich, diese Liste als ein Zimmer zu imaginieren, in dem alle die Dinge gesammelt sind, die keine schädlichen Folgen haben, aber dennoch der Seele schmeicheln: Auf dem Bett lockt die Ent-

18 Dies ist auch das Dilemma der süchtigen Menschen: Sie haben eigentlich immer nur die Wahl zwischen unangenehmen, quälenden Gefühlen. Und nur der »Stoff« verschafft noch ein gutes Erleben oder er beendet, im fortgeschrittenen Stadium, einen als unerträglich erlebten Gefühlszustand. Wenn ein ausgeprägtes Suchtproblem vorliegt, hat sich auch der Körper in seinen Reaktionen so auf den Stoff eingestellt, dass oft nur noch multimodale Therapieformen helfen können. Aber auch hier ist die Imagination ein guter unterstützender Baustein, um therapeutische Notwendigkeiten verständlich zu machen.

spannung; auf dem Schrank liegen Sachen wie Strickzeug, Kameras, Bücher, Bilder, Musikinstrumente; vor dem Fenster liegen die Joggingsachen und dahinter ruft der Waldweg; an der Tür wartet der Hund vom Tierheim, der ausgeführt werden will. Bilder locken mehr als nur beschriebene Zettel.

Die Menschen aus Ladakh

Der Triebverzicht kann auch etwas Schönes haben, tatsächlich! Und vieles können die meisten Menschen schon, ohne es zu realisieren: Sie arbeiten zum Beispiel und erhalten erst zum Monatsletzten ihr Geld dafür. Nennen wir das den Hauptverstärker. Aber die Arbeit selbst kann auch Spaßquellen haben: die Tätigkeit selbst, der Kontakt zu anderen etc.

Vor vielen Jahren war ich in Ladakh, einem kleinen indischen Bundesstaat hoch im Himalaya, und durfte die Menschen dort besuchen. In der dünnen Luft und unter starker Sonne waren sie, Männer und Frauen, auf den Feldern und arbeiteten.

Und sie sangen dabei, ununterbrochen. Eine Frau erzählte mir, dass der Text immer der gleiche sei: »Die Arbeit ist nicht schwer, die Arbeit ist leicht.«

Das Korn würde erst viel später als Verstärkung vorliegen, aber der eigentlich harte Weg dahin wurde besungen und als etwas Erfreuliches umgedeutet.

Singen ist überhaupt eine beglückende Handlung ohne schlimme Folgen!

Machen wir es wie die Menschen aus Ladakh: Singen wir, laut und eventuell falsch, aber singen wir, wenn wir auf die Schokolade verzichten.

Die Geburt

Ein Triebverzicht ist nicht selten wie ein Geburtsvorgang: Durch mehr oder weniger grausame Erlebnisse muss hindurchgegangen werden, um das Glück am Ende in die Arme zu bekommen.

Viele Frauen haben mir davon berichtet: »Nur die Vorstellung von meinem kommenden Baby hat mir geholfen, diese katastrophalen Stunden auszuhalten.«

Imaginieren Sie das Glück, das Sie erwartet, wenn Sie durchhalten. Per aspera ad astra: durch Mühsal zu den Sternen.[19]

Und für die harten Männer:

Der Ritter

Der Verzicht ist ein Kampf, wer ihn durchsteht, ist ein Sieger. Der Ritter auf seinem Turnierpferd führt einen stolzen Kampf, schöne Frauen beobachten ihn und werfen ihm Rosen zu. Verliebt und entzückt begleiten sie seinen heroischen Weg zum Sieg über die Schokolade oder die dritte Maß und belohnen ihn in ihrem Gemach.

Bei der Angst stehenbleiben und nicht weiterdenken können

Wenn Menschen vor etwas Angst haben, bleiben sie in der Vorstellung von dem, was ihnen passieren könnte, wie angewurzelt stehen. Sie schauen in ihrem Inneren nur auf das, was sie als bedrohlich erleben (die Prüfung, das Vorstellungsgespräch, die Einladung bei fremden Leuten usw.), sehen Unheil und erstarren.

In der kognitiven Verhaltenstherapie wurde die Technik des Zu-Ende-Denkens (Wilken 2019) entwickelt.

Für die Psychoedukation ist das folgende Bild hilfreich:

Die Hindernisreiterin

Eine Freundin von mir war in ihrer Jugend Hindernisreiterin.

Der Reitlehrer kannte das Phänomen des ängstlichen Erstarrens vor dem Hindernis und lehrte seine Schülerin eine Vorstellung, die unseren PatientInnen unverändert weitergegeben werden kann:

»Wenn ihr auf eurem Pferd sitzend dem Hindernis entgegenreitet, dann stellt euch genau vor, wie ihr ansetzt, darüber hinwegfliegt und

---

19 Ein sehr gutes Buch für Menschen, die mit dem Rauchen aufhören wollen, sei hier erwähnt: Allan Carr: Endlich Nichtraucher (Carr 2012). Es hat schon vielen geholfen, weil Carr nicht den Schwerpunkt auf die Imagination der schlimmen Folgen legt (eine Maßnahme, die zum Beispiel angewendet wird, indem, staatlicherseits verordnet, gruselige Bilder auf Zigarettenschachteln mit Drohungen stehen müssen; m. E. ziemlich unsinnig, denn heutzutage weiß jeder Raucher, dass er sich schadet), sondern auf den vielfältigen Gewinn, der nach dem Durchhalten winkt: leichte Atmung, Lust an Bewegung, guter Geruch usw.
Wenn Betroffene das dann auch in Bilder umsetzen, ist viel gewonnen.

hinter dem Gestell auf der grünen grasbewachsenen Erde landet, weich und sicher, und wie ihr mit dem Pferd weiterlauft und langsam zum Anhalten kommt. Hinter dem Hindernis ist grüner Rasen, hinter dem Hindernis geht es weiter.«

Auch hinter dem gefürchteten Ereignis gibt es ein Leben; dort geht das Leben weiter, und man kann sich erholen.

Erläuterung des Einflusses von Gedanken auf das Erleben

Unser Verhalten und Fühlen wird nicht nur von der Umwelt beeinflusst, sondern in hohem Maß von inneren Prozessen. Einer dieser Prozesse ist die Welt unserer Gedanken und unbewussten Grundannahmen. In der Verhaltenstherapie spielt dieser Aspekt eine bedeutende Rolle. Er ist als »zweite Welle der Verhaltenstherapie« in die Literatur eingegangen: die kognitive Verhaltenstherapie.

Diese nimmt einen großen Raum ein in der Behandlung. Um sie den PatientInnen verständlich zu machen, kann das folgende Bild erzählt werden:

RednerIn A und RednerIn B

»Wir stellen uns vor, ein Mensch möchte/soll einen Vortrag halten. Er befindet auf dem Podium und beginnt zu reden. Da stehen plötzlich zwei Personen aus dem Publikum auf und verlassen den Saal.

Wir stellen uns nun vor, dass identisch dieselbe Situation einer RednerIn A und einer RednerIn B passiert. Der einzige Unterschied zwischen den beiden besteht in den Gedanken und der Bewertung dieser Situation.

RednerIn A denkt: ›Um Himmels willen, wie furchtbar und peinlich. Ich habe es doch gleich gewusst, dass dieser Vortrag Mist ist. Wie soll ich das jetzt bloß durchhalten. Ich sag jetzt mal den Leuten, dass ich eigentlich erst anfange mit dem Thema, dass ich beim Verfassen krank war und keine Zeit hatte und bitte um Entschuldigung für das misslungene Referat. Ich lese jetzt den Text schnell zu Ende und schau nicht mehr hoch. Vielleicht lasse ich auch die Hälfte weg.‹

RednerIn B hingegen denkt: ›Ah, die sind wohl im falschen Vortrag und haben etwas anderes erwartet. Ich lass sie mal in Ruhe gehen und rede dann weiter.‹

Welche RednerIn kommt besser aus dieser Situation heraus?«

Es gibt unzählig viele Denk- und Interpretationsmöglichkeiten für Situationen. Das Beispiel verdeutlicht den Einfluss der kognitiven Prozesse, also unserer Gedanken und gedanklichen Interpretationen des Geschehens, auf unser Fühlen und Handeln.

2.1.1.4 Aufgreifen von Sprachbildern, die die PatientInnen einfließen lassen

Eine wesentliche therapeutische Technik, die von Beginn an eine zentrale Rolle spielt, ist die der Verbalisierung. Die TherapeutIn fasst Mitteilungen zusammen, um zu verstehen, was ihr die PatientIn sagen will, also, was sie fühlt, und um zu verdeutlichen, dass sie mitgeht und die PatientIn empathisch begleitet.

Wenn die PatientIn im Gespräch innere Wahrnehmungen schon in ihrer Sprache anbietet, ist es sehr sinnvoll, diese auch aufzugreifen. Die therapeutische Beziehung kann damit vertieft werden und die PatientIn kann den Zusammenhang von Gefühlen und der Imagination kennenlernen.

Das Stinktier im Smoking

Ein Beispiel, in dem die Patientin zunächst eine olfaktorische Imagination anbietet:

P: »Ich kann den Kerl nicht riechen.«

Th: »Der muss ja zum Himmel stinken.«

P (lacht): »Ja, irgendwie schon. Der hat so fettige Haare und dreckige Fingernägel, macht aber immer einen auf elegant und schicke Anzüge, richtig eklig.«

Th: »Das ist ja wie ein Stinktier im Smoking.«

Die Patientin lacht laut und lang. Als sie wieder ruhiger wird, sagt sie, dass sie dieses Bild schon sehr erleichtert, das wolle sie sich jetzt immer vorstellen, wenn sie ihn sieht.

Th: »Welche Gefühle hatten Sie vorher, ohne das Bild und welche haben Sie nun mit diesem Bild?«

P: »Vorher hatte ich nur Angst und Abneigung, weil ich ihn so mächtig und gleichzeitig so widerlich fand. Das Bild erleichtert mich, ich spüre, dass er auch komisch ist.«

Th: »Ja gut, das ist schon eine große Hilfe, sich von ihm innerlich unabhängiger zu machen. Und wir werden in der Therapie noch schauen, wie man mit Stinktieren im Smoking umgehen kann« (Hinweis auf künftige Rollenspiele).

»Manchmal verwandelt sich so ein Stinktier im Smoking dann auch in ein ganz anderes Tier« (Hinweis, dass eine Lösung eigener Probleme zu einer neuen Sichtweise nicht nur auf sich selbst, sondern auch auf andere Menschen führen kann).[20]

Im vorliegenden Fall hat die imaginative Verbalisierung bereits zu einer emotionalen Erleichterung geführt und damit zu einer hilfreichen Distanz, was somit bereits verändernde Wirkung hat.

Ein weiteres Beispiel:

Der Weg zum Schafott

Ein depressiver Patient, der am Arbeitsplatz Abwertungen durch den Vorgesetzten und massive Überforderung durch Arbeitsüberlastung erfahren hatte, sagt, der Weg zur Arbeit sei für ihn wie ein täglicher Gang zum Schafott. Abends komme er zwar lebend raus, aber am nächsten Morgen wiederhole sich das.

Die Therapeutin greift es auf und sagt etwa: »Das ist ein schlimmes Bild. Welche Gefühle drückt es denn aus?«

P: »Angst.«

Th: »Wovor genau haben Sie Angst?«

P: »Angst vor Vernichtung.«

Er wird sehr still, seine Gesichtshaut rötet sich, und seine Augen werden feucht.

Th: »Das tut jetzt sehr weh?«

P: »Ja. Der ist ein Henker, dieser Kerl.«

---

20 An dieser Stelle erlaube ich mir, auf Folgendes aufmerksam zu machen. Hin und wieder wurde mir von PatientInnen erzählt, dass sie, von wem auch immer, die Empfehlung erhalten haben, sich den Chef, den Prüfer oder andere angsterzeugende Personen nackt oder mit roter Pappnase vorzustellen. Damit sollen sie ihre Angst bannen. Wie gezeigt, würde ich das so nicht stehen lassen. Wirkliche Entängstigung und Verselbstsicherung braucht die Abwertung des Gegenübers nicht, im Gegenteil: Abwertung anderer erhält Gefühle von Schadenfreude, Rache und Genugtuung aufrecht und verhindert eine adäquate Bewältigung der Angst. Und solche Gefühle tun nicht wirklich gut; so tragen sie zur Selbstschädigung bei.

Th: »Ein Henker, dem Sie sich chancenlos ausgeliefert fühlen?«

P: »Ja schon.«

Th: »Sie fühlen sich ihm so ausgeliefert, dass er Ihnen das Leben nehmen könnte?«

P: »Na, nicht gleich mein Leben, aber meine Existenz.«

Th: »Wie könnte er das machen?«

P: »Wenn der so weitermacht, halte ich das nicht mehr aus und werde krank. Dann verliere ich meinen Job und lande unter der Brücke.«

Th: »Aus dem Schafott ist jetzt eine Obdachlosenbrücke geworden?«

P: »Hm, auch nicht viel besser; da wäre es mir lieber, der hängt mich gleich auf, als dass ich so dahinvegetieren müsste.«

Th: »Ja, das sieht schlimm aus. Sie haben also nur die Wahl zwischen Schafott und Brücke?«

Der Patient wird sehr still, er schaut vor sich hin; die Therapeutin wartet, denn sie sieht, dass es nun sehr in ihm arbeitet. Nach einer Weile richtet er sich auf und hebt den Kopf. Das Gesicht verändert sich, wird fester, vor allem um den Mund.

Er schaut die Therapeutin an und sagt mit lauterer Stimme: »Nein, der kriegt mich nicht klein.«

Th: »Was ist gerade geschehen: Was fühlen Sie und was sehen Sie vor sich?«

P: »Ich habe mich gerade gesehen, wie ich als 15-Jähriger mal in der Schule einen Typen aus einer höheren Klasse angeschrien habe, der immer versucht hat, uns Jüngere zu kommandieren und fertigzumachen. Irgendwann mal hat es mir gereicht, und, ich weiß auch nicht, woher, plötzlich hatte ich den Mumm, ihn anzuschreien, er soll endlich Leine ziehen, sonst fällt mir was ein. Der war sogar ganz baff.«

Th: »Und wie fühlt sich das an?«

P: »Ja, besser.«

Th: »Wie besser?«

P: »Stärker.« (Und nach einer Pause:) »Ich habe zwar noch keine Ahnung, wie ich das auf heute übertragen kann, weil ich den Chef ja nicht anschreien kann.«

Th: »Ich schon. Ich habe eine Ahnung; dafür sind Sie hier. Und Sie haben jetzt Kontakt gefunden zu einer Stärke, die zu Ihnen gehört, die angelegt ist in Ihnen. So sind wir ein gutes Team. Nehmen Sie das Bild von dem 15-Jährigen mit nach Hause.«

Außer zu verbalisieren hat die Therapeutin nicht viel interveniert in diesem Beispiel.

Durch diese fragende, nicht bewertende und begleitende Technik konnte der Patient erstaunlich schnell zu einer anderen Ebene finden. Ich denke, dass die Verwendung der Imagination dies gefördert hat und wirksamer war, als wenn die Therapeutin nur die Begleitemotionen erfragt oder gar nur im kognitiv-gedanklichen Bereich geblieben wäre.

Es hätte sich übrigens ganz anders entwickeln können: Der Patient hätte bis zum Ende der Stunde verharren können in seiner Angst und gefühlten Aussichtslosigkeit, ohne dass sich die Stärke gemeldet hätte.[21]

In einem solchen Fall hätte die Therapeutin Maßnahmen ergriffen, wie sie unter 2.2 beschrieben sind. Und sie hätte die belastenden Bilder in einen geschützten Ort (s. »Der gesicherte Ort für Probleme«, S. 120) packen lassen, wenn sie bis zum Sitzungsende unverändert geblieben wären.

Die beiden Beispiele (Stinktier im Smoking und das Schafott) mögen für diesen Abschnitt genügen. Denn in den meisten Fällen führt dieses Aufgreifen von Imaginationen unmittelbar in eine weitere Arbeit, wie sie unter 2.2 dargestellt ist.

2.1.1.5 Gezieltes Erfragen von Phantasieinhalten

Durch Erfragen von Phantasien führt die TherapeutIn die PatientIn auf eine andere, meist ungewohnte Wahrnehmungsebene. Die PatientInnen sind gewohnt, vorwiegend nur in einer Kategorie über ihre Probleme zu sprechen: Viele halten sich nur im abstrakten Raum auf und sprechen sehr distanziert von »man«, viele bleiben im Allgemei-

21 Aus dieser meiner Formulierung ist zu ersehen, dass ich das Credo habe, dass jeder Mensch Kraft und Stärke in sich angelegt hat. Sie können nur sehr verschüttet sein. Die Aufgabe der Therapie ist, diese freizulegen, sichtbar zu machen und in Emotion, Denkweisen und Verhalten umsetzen zu helfen (s. Vorwort).

nen wie »Alle sind immer in Konkurrenz zu mir« oder »In der Schule wurde ich immer gemobbt«, viele nehmen ihre Probleme nur körperlich, oft als Schmerzen wahr, ohne Bezug zum Erleben zu finden.

Der Wechsel auf eine andere, ungewohnte Ebene, hier die Imagination, kann ganz neue Erlebnisse und Erfahrungen ermöglichen. Auf dieser Ebene kann therapeutisch weitergearbeitet werden. Insbesondere bei stockenden Therapien kann dieser Ebenenwechsel eine Hilfe sein.

Notwendig und sinnvoll ist es, die PatientIn im Sinne der Psychoedukation grundsätzlich auf diese Fragen zu Imaginationen vorzubereiten.

Die TherapeutIn kann Bezug nehmen auf das Beispiel von RednerIn A und RednerIn B, mit dem die kognitiven Anteile am Erleben verdeutlicht werden können.

Sie sagt vielleicht:

»Sie erinnern sich an die beiden RednerInnen A und B? Nun gibt es eine weitere Ebene innerer Prozesse neben den Gedanken. Das sind Vorstellungen, Phantasien, die wir aus der Kindheit, aus unserem ganzen Leben, aus Geschichten, Filmen, Bildern und so weiter in uns haben. Oft sind es innere Bilder oder kleine Filme, es können aber auch Stimmen, Klänge, Töne allgemein sein; auch Geruchswahrnehmungen und vor allem körperliche Erinnerungen sind in uns vorhanden.

So könnte Folgendes geschehen: RednerIn A sieht sich selbst vielleicht plötzlich vor sich, wie sie als SchülerIn einmal vor der Klasse stand und ein Referat hätte halten sollen; sie sieht sich stumm und verschreckt dastehen.

Oder sie hört die Stimme ihres Vaters, der sie anschreit und sagt: ›Aus dir wird nie etwas; du bist ja zu doof zu allem.

Oder sie spürt eine bekannte Übelkeit, die sie einmal bei einem Vortrag hatte, als sie wirklich krank war und sich dennoch gezwungen hat, den Vortrag zu halten. Und die RednerIn B könnte die Stimme des Vaters hören, der ihr immer gesagt hat: Du schaffst das.

Oder sie könnte die GrundschullehrerIn vor sich sehen, die ihr sagt, sie habe ein gutes Redetalent.

Menschen sind ununterbrochen begleitet von solchen inneren

Prozessen, sogar im Schlaf, wo sie uns in den Träumen begegnen. Wir können sie imaginative oder mentale Prozesse nennen. Im Verlauf der Therapie will ich diese Ebene mit einbeziehen. Ich werde Sie immer mal nach solchen Bildern und inneren Wahrnehmungen fragen. Wie man damit dann weiter arbeitet, werde ich Ihnen im Verlauf aufzeigen. Das ist für viele so ungewohnt, dass Ihnen möglicherweise nichts zu solchen Fragen einfällt. Das ist normal. Es ist ein Versuch, und Sie werden mitentscheiden, ob das ein Weg für Sie sein kann. Eine solche Suche kann ihre Zeit brauchen. Phantasien lassen sich nicht erzwingen. Sollten Sie keine finden, verfügt die Verhaltenstherapie immer noch über ein reiches Repertoire, Menschen zu helfen. Diese Bilderarbeit ist nur ein Aspekt der Therapie. Manche Menschen finden sie hilfreich, und manche nicht.«

Dieser Hinweis ist enorm wichtig, denn nicht selten habe ich PatientInnen erlebt, die durch eine solche Bitte um Suche nach Innenbildern sofort unter Leistungs- und Erfolgsdruck geraten sind. Allerdings habe ich auch erlebt, dass manch eine PatientIn erst nach etlichen Sitzungen plötzlich von Bildern berichtet hat.

Die folgenden Beispiele sollen nun verdeutlichen, wie Phantasieinhalte erfragt werden können.

Der Vernünftige mit dem strengen Vater

Ein häufiges Phänomen ist das Sprechen im »Vernünftigen«. Diese Menschen haben schwer Zugang zu ihren Gefühlen und wenig Verständnis für ihren Zustand. Aussagen wie: »Man denkt halt, dass man sich nur zusammenreißen müsste, dann ginge es schon.« Oder: »Man kann sich doch nicht dauernd gehen lassen, irgendwann muss man doch wieder funktionieren.« Oder: »Man kann doch nicht dauernd jammern (was ein solche PatientIn übrigens nie tut!), das bringt ja nichts.«

Das folgende Beispiel ist sehr aufschlussreich.

Der Patient hat ausführlich von seiner Vernunft gesprochen.

Th: »Und doch sind Sie, trotz aller Vernunft, bzw. wider alle Vernunft, unfähig zu arbeiten, zu schlafen und am Leben wie früher teilzunehmen?«

P: »Ja genau.«

Th: »Das heißt, dass Ihre Vernunft, die Ihnen bisher ganz gut geholfen hat, zurechtzukommen, jetzt versagt?«

P: »Irgendwie schon.«

Th: »Jetzt stelle ich einmal diese ungewohnte Frage, von der ich Ihnen einmal erzählt habe: Diese Vernunft – erinnert Sie die an etwas? Haben Sie vielleicht jetzt ein Bild dazu? Das Bild kann aus der Erinnerung stammen oder spontan einfallen und ganz absurd und unvernünftig scheinen.«

Der Patient schaut perplex und etwas verwirrt (eine gute Basis für Imagination, das wissen wir aus der Hypnotherapie) und antwortet: »Schon, ich sehe gerade meinen Vater vor mir.«

Th: »Und was sehen Sie da?«

P: (Immer noch überrascht) »Der liegt im Krankenhaus.«

Th: »Ach, wieso das?«

P: »Der hat immer so von Heldentum gedönst (O-Ton), von Durchhalten und so und dass das Leben nur mit Vernunft und Willen zu leisten ist. Er ist immer zur Arbeit, da konnte der so krank sein wie was. Auch ich musste mit 39 Grad Fieber in die Schule, wenn eine Schulaufgabe dran war. Na ja, und irgendwann hat es ihn erwischt; eine Erkältung ging nicht mehr weg und auf einmal hat er eine Herzmuskelentzündung gekriegt und musste ins Krankenhaus. (Der Patient bekommt gerötete Wangen und ein Zucken um die Mundwinkel.)«

Th: »Und was geht gerade in Ihnen vor?« P: »Ehrlich gesagt, ein bisschen Schadenfreude.« Nun kann er ein breites Grinsen nicht mehr verhindern.

Th: »Das heißt, dass seine Überzeugung, mit Vernunft und Willen sei alles zu meistern, auch ganz schön in sich zusammengefallen ist?«

P: »Ja genau.«

Th: »Und das heißt des Weiteren, dass die Vernunft nicht immer und zu jederzeit die einzige Ratgeberin ist? Dass sie oft Dingen, die stärker sind, wie zum Beispiel Krankheit, nicht gewachsen ist.«

P: (Er wird wieder ernst) »Anscheinend.«

Th: »Und irgendwo haben Sie das schon immer geahnt, sonst würde Sie ja der Reinfall vom Vater nicht freuen?«

P: »Ja, irgendwie schon. Aber ich weiß sonst nichts außer Gejammer. Und das bringt auch nichts.«

Th: »Ich weiß noch was – und ich bin sicher, Sie auch. Wir werden es herausfinden.« Der Patient lächelt.

In diesem Fall hat der Patient mit der Frage nach einem Bild eine ganz neue Perspektive gefunden und auch gleich eine Erschütterung seiner vernunftbetonten Grundüberzeugung präsentiert.

Dieses schöne Ergebnis ist nicht gewährleistet, kommt aber häufiger vor, als die LeserInnen möglicherweise glauben.

Die Ängstliche in der eisernen Ritterrüstung

Dann kommen immer wieder Menschen zu uns, die von Ängsten erzählen, beispielsweise im Umgang mit anderen. Eigentlich wüssten sie ja, was sie anders machen sollten, um sich freier und sicherer zu fühlen (glauben sie), aber sie schaffen es einfach nicht. Jeden Tag nehmen sie sich vor, beispielsweise der Kollegin, die sie immer wieder herumkommandiert, einmal richtig die Meinung zu sagen. Einige haben es sogar schon einmal geübt mit einer Freundin, ihrem Mann etc. Aber sie kommen in der Realsituation nicht zurecht. Und sie verhalten sich wider besseren Wissens wie immer: still, willfährig, gehorsam und fühlen sich innerlich verletzt und verzweifelt und sind sauer auf sich selbst.

Da fallen Worte wie: »Ich weiß genau, was ich sagen müsste und was ich tun müsste, aber es geht nicht.«

Oft wissen die PatientInnen das aber auch nicht. Sie haben Vorstellungen von Wehrhaftigkeit, die gar nicht angemessen sind. Da sind eine sorgfältige Exploration und meist ein Training sozialer Kompetenzen vonnöten (Güroff a. a. O.).

Aber für unser Beispiel hier will ich einmal davon ausgehen, dass die Patientin sehr wohl adäquate Vorstellungen vom kompetenten Umgang mit der Kollegin hat.

Die Therapeutin fragt nun nach, was da geschieht, wenn sie vor dieser Kollegin steht und die ihr wieder Anweisungen gibt.

P: »Ich sehe die vor mir und kriege nichts über die Lippen. Ich bin wie starr und in mir tobt es.«

Th: »Haben Sie für diesen Zustand ein Bild?«

Recht schnell fällt der Patientin folgendes ein: »Ich stecke in einer eisernen Ritterrüstung, die jede Bewegung fast unmöglich macht;

vor dem Mund habe ich ein Visier, das so schwer ist, dass sich mein Mund gar nicht öffnen kann. Und in dieser Rüstung bin ich wie ein zitterndes, waberndes, schwitzendes Wesen, das gar keine eigene Form hat, wie ein Wackelpudding.«

Th: »Ein Wackelpudding in einer Rüstung also?«

Die Patientin zeigt mimisch verschiedene Reaktionen und sagt »Ja; das bin ich; ein Wackelpudding ohne eigene Fasson.«

Th: »Was fühlen Sie da gerade? Ich sehe, dass da eine Menge in Ihnen vorgeht.«

P: »Ja, ich bin traurig. Aber ich kapiere auch gerade etwas: Ohne die Rüstung würde ich wahrscheinlich in den Bodenritzen versickern, wenn diese blöde Kuh (O-Ton) vor mir steht.«

Th: »Und was bedeutet das jetzt?«

P: »Ich brauche ein inneres Gerüst und eine eigene Kontur. So wie das zu Hause bei meinem Mann, meiner Familie und meinen Freundinnen geht. Da bin ich ja auch kein Pudding, sondern ein Mensch mit innerem Halt.«

Th: »Das ist unser Ziel hier: Dieser Frau auch in Gegenwart von Kolleginnen, Vorgesetzten, strengen und fordernden Menschen allgemein, diese Kräfte zu ermöglichen. Ich freue mich, dass Sie das so erkannt haben. Und ich weiß da gute Wege.«

Die Patientin schaut die Therapeutin mit großen Augen an und nickt leicht lächelnd.

Das Bild hat wunderbar verdeutlicht, was die Patientin in der Gegenwart einer Arbeitskollegin fühlt, einem Menschen also, dem sie nicht vertraut und nahe ist, sondern der aus dem Leistungsbereich ihres Lebens stammt. Sie verliert alle Kraft, alle Fasson, wird hilflos und fühlt sich ohne Grenzen und innere Stärke. Gleichwohl kennt sie Stärke aus vertrauter Umgebung, und dies ist eine gute Grundlage für die weitere therapeutische Arbeit.

Die gehetzte Eselin

Viele der PatientInnen kommen gar nicht mehr zum Nachdenken. Sie fühlen sich am Rande der Erschöpfung, schlafen nicht mehr ausreichend. Sie machen zum Beispiel den Haushalt, versorgen die Kinder, gehen zur Arbeit, fühlen sich vom Mann nicht genug unterstützt.

P: »Wenn jetzt nur noch das Kleinste passiert, dass vielleicht ein Kind krank wird oder die Schwiegermutter wieder zu Besuch kommen will, nur um mir Vorwürfe zu machen, drehe ich durch; glauben Sie mir, ich drehe dann durch …«

Th: »Ja, ich glaube Ihnen, dass sich das so anfühlt. Das muss sich so anfühlen, denn Sie leisten wirklich wahnsinnig viel.«

P: »Aber nur mit letzter Mühe. Wenn ich nicht mehr kann, geht alles den Bach runter.«

Sie weint. Die Therapeutin fragt nach einem Bild. Sehr rasch taucht das folgende auf:

P: »Ich sehe einen Esel, das bin wohl ich, und der zieht einen Karren. Auf dem Karren türmen sich tausend Sachen, wie bei einem Umzug, und die Kinder hocken oben drauf und schreien und streiten sich, der Mann hockt auch oben, lehnt sich über den Rand und pfeift, die Schwiegermutter sitzt ganz oben und schaut die Landschaft an und ruft, ich solle doch mal auf die schöne Landschaft schauen, statt immer nur zu stöhnen. Die Straße ist nicht geteert, sondern holperig und schlammig. Dem Esel tut alles weh, aber er zieht und zieht, auch wenn es immer langsamer wird. Jetzt kräht auch noch der Mann, warum das nicht schneller geht. Ich glaube, die sind alle wahnsinnig.« (Dann pausiert sie; sie schaut lange vor sich hin, atmet tief und schwer; allmählich verändert sich ihr Gesicht, es wird fester).

Die Therapeutin fragt wieder, was gerade geschieht.

P: »Ich glaub, die spinnen alle. Ich bin doch nicht ihr Esel!«

Th: »Und was fühlen Sie gerade?«

P: »Eine unbändige Wut – aber sowas von. Ja, spinnen die, und ich dazu.« Sie schaut hoch und schreit: »Das mach ich doch nicht mehr mit, ich doch nicht; ich bin doch nicht ihr Esel. Ich will da raus. Ich weiß noch nicht wie, aber dafür bin ich doch jetzt bei Ihnen, nicht wahr?«

Th: »Genau; dafür sind Sie bei mir. Da fangen wir schon heute an, die Eselin zu befreien.«

Auch hier hat ein Bild eine Situation verdeutlicht. Die Überforderung war klar, dass sich die Patientin aber wie ein Esel fühlt, der vor den Karren der anderen Beteiligten gespannt ist, war ihr nicht in dieser Deutlichkeit bewusst. Die hilfreiche, energetisierende Emotion

Wut konnte so sehr viel schneller und deutlicher auftauchen und gab mir die Chance, ihr Hoffnung und Entschlossenheit zu vermitteln.

Die leidende Blume im Eis

Gerade zu Beginn einer Therapie sind Menschen im Leiden gefangen und fühlen sich oft hilflos und außer Kontrolle, diese Gefühle zu beenden. Häufig berichten sie von Angehörigen oder Freunden, die ihnen Mut zusprechen wollen und sagen, sie sollen doch einmal »was Schönes« machen, »mal an was anderes denken«, »Strick doch mal wieder«, »Mach doch mal Yoga, das hat mir immer geholfen« etc.

Zum Leiden kommen dann bei der PatientIn auch noch Selbstvorwürfe: »Ich lass die anderen sich abmühen für mich und kann ihnen nicht entgegenkommen« (ja, tatsächlich, so weit kommt es: Manche depressive PatientInnen entwickeln Schuldgefühle, weil sie den HelferInnen den Gefallen nicht tun können, dass deren Vorschläge zur Erleichterung führen!). Und es kommt zur Selbstabwertung: »Nichts krieg ich auf die Reihe«, »Ich tauge nichts, hab noch nie was getaugt«.

Im folgenden Beispiel fragt nun die Therapeutin: »Dieser Zustand, den Sie mir da beschreiben, wie fühlt sich der an?«

P: »Furchtbar.«

Th: »Oh, das glaube ich. Bitte lassen Sie sich einmal auf dieses furchtbare Gefühl hier in meiner Gegenwart in diesem Raum (Hinweis auf Schutz) ein. Sie erinnern sich an meine Erklärung, wie die Phantasie therapeutisch wirken kann. Gibt es zu diesem furchtbaren Gefühl in irgendeiner Form ein Bild, ein Geräusch, eine Stimme …? Lassen Sie sich Zeit, vielleicht taucht etwas auf.«

Die Patientin wird still, neigt den Kopf und sagt nach einiger Zeit: »Ja, ich sehe eine Blume, eine kleine Blume, die vom Eis eingeschlossen ist. Das Eis ist ganz dick, und überall liegt Schnee und Eis.« Sie wird wieder still und ist versunken.

Th: »Jetzt verstehen wir zwei doch sehr gut, warum diese kleine Blume nichts tun kann, sie ist ja in Eis eingeschlossen. Wie soll sie da stricken können?[22]«

---

22 Ich weiß um die logische Unstimmigkeit dieses Bildes. Innere Bilder folgen nicht der gängigen Logik.

Die Patientin schaut überrascht hoch und muss sogar ein wenig lachen: »Ja, wie soll die stricken können? Nichts kann die, gar nichts.«

Th: »Genau, solange das Eis so dick ist, geht nichts.«

P: »Und jetzt?«

Th: »Das Eis wird schmelzen.«

Die Patientin bekommt feuchte Augen und lächelt: »Meinen Sie?«

Th: »Ja; das meine ich; und solange das Eis so dick ist, brauchen Sie erstmal gar nichts von der Blume zu verlangen.«

Das Bild hat etwas verdeutlicht, was sonst allein mit Worten nicht diese intensive Wirkung gebracht hätte: Der Zustand der Depression kann gerade zu Therapiebeginn die psychophysische Beweglichkeit derart einschränken, dass erst einmal gar nichts geht.

Im geschilderten Fall hat diese Hoffnung, die mit dem schmelzenden Eis ausgedrückt wurde, der Patientin sogar geholfen, weiter ausschließlich in ambulanter Behandlung zu bleiben, ohne einen vorausgehenden stationären Aufenthalt. Ich habe sie natürlich zur PsychiaterIn geschickt, weil diese ihr eisschmelzende Pillen verschreiben kann.

Der kämpfende Sisyphos ☆

Es gibt sie, die PatientInnen, die alles tun, was zielführend sein soll. Sie geben sich alle Mühe, den Vorschlägen aus der beratenden Umgebung zu folgen. Sie sind noch so gerade an der Kante zur Dekompensation, im Volksmund Nervenzusammenbruch genannt.

P: »Ich treibe Sport, halte mich an eine Tagesordnung, gehe täglich zur Arbeit, gehe früh ins Bett, trinke vorher einen warmen Honigtee und kann doch nicht schlafen und bin dauernd fertig und übermüdet. Ich tu doch schon alles, und doch geht es mir so schlecht. Ich habe richtig Angst, dass das irgendwann nicht mehr geht.«

Th: »Wie fühlt sich das für Sie an?«

P: »Alles, was ich mache, ist sinnlos, alles verpufft. Meine ganze Mühe ist umsonst. Ich fühle mich hilflos und erschöpft.«

Th: »Gibt es dazu ein Bild, vielleicht aus der Erinnerung, aus der Phantasie? Schauen Sie mal. Und lassen Sie sich Zeit dabei.«

P: »Nein, da kommt nichts.«

Th: »Das ist in Ordnung. Ein solches Bild kommt, wenn es will, nicht wenn wir es rufen …«

Die Therapeutin will noch weiterreden, wird aber unterbrochen.

P: »Doch, mir fällt schon was ein. Kennen Sie den Sisyphos? Der schiebt doch immer eine Steinkugel den Berg hinauf. Und kurz bevor er oben ist, rollt ihm der Stein wieder runter, und er muss von vorne anfangen. Und das ist sein Leben. Er will mit dem Stein auf den Berg kommen, tut alles dafür. Und er hält sich auch brav an alle Regeln. Und kurz vorm Ziel entgleitet ihm alles. Wenn man da nicht verzweifelt, dann weiß ich auch nicht.«

Th: »Das ist ein sehr sprechendes Bild. Und es sagt uns eine Menge. Sie haben die Überzeugung, dass Sie sich nur an die Regeln halten müssen, dann kriegen Sie den riesigen Stein schon nach oben.«

P: »Mhm, so wie Sie das fragen, rieche ich schon den Braten, worauf Sie hinauswollen.«

Th: »Wie riecht denn der Braten?«

P: »Überständig riecht der.«

Th: »Aha. Mögen Sie mir das mal genauer sagen, was Sie meinen?«

P: »Sie haben mir neulich beim Bild von der Bergwanderung nichts von einem riesigen Stein erzählt, den wir da hinauf transportieren sollen, gell?!«

Th (lächelt): »Stimmt, von dem war nicht die Rede.«

P: (lächelt jetzt auch): »Jetzt höre ich die Stimme meines Vaters. Der sagte immer zu uns: ›Übst du deine kleine Pflicht in der Jugend treu und echt, fallen leicht dir einst die großen, und du lebst dein Leben recht.‹«

Th: »Sie haben also gelernt, dass alle Aufgaben des Lebens dann sicher zu bewältigen sind, wenn man die Regeln bei der Pflichterfüllung beizeiten und schon als Kind übt. Da kann dann der Stein so groß sein, wie er will. Ich muss nur alles richtig anwenden, dann ist der nach oben zu bringen.«

P (weint): »Ach Gott ja. Mein lieber Vater.«

Th: »Was erleben Sie jetzt?«

P: »Der hat letztlich seinen Stein auch nicht nach oben gebracht. Er war im Alter müde und verbittert. Von seinen Prinzipien hat er aber nie gelassen.«

Der Patient wird sehr still. Eine lange Pause entsteht, die die Therapeutin abwartet.

Der Patient schaut die Therapeutin an und sagt: »Ich habe jetzt etwas Wichtiges kapiert. Danke.«

Th: »Ja, das spüre ich. Und das, was Sie da jetzt verstanden haben, wird uns die Basis in der weiteren Therapie sein.«

Das »Wichtige«, das der Patient kapiert hat, war Folgendes: Wir müssen genau prüfen, was wir da eigentlich den Berg hinaufrollen wollen. Wenn es zu viel ist, nicht angemessen, wie bei der Gehetzten, dann können wir alle Regeln anwenden, die wir wollen. Wir werden es nicht schaffen. Der Grundsatz, dass alles zu machen ist, wenn wir nur brav unsere Pflichterfüllung üben, stimmt einfach nicht. Unsere Kräfte haben ihre Grenzen.

2.2 Die verändernde Arbeit mit Innenbildern

Im Folgenden wird es nun um die verändernde Arbeit mit inneren Bildern gehen, und es sollen vielfältige Beispiele dargestellt werden.

Das Vorgehen ist dem Procedere der kognitiven Verhaltenstherapie bei maladaptiven Gedanken vergleichbar. Quellen dieser Interventionen finden sich in der ACT, der Hypnotherapie und vielen anderen Therapieformen (Kirn 2015).

Weil ich weiß, dass Bücher selten von vorne bis hinten gelesen werden, sondern oft nur auszugsweise, erlaube ich mir, hier erneut auf Achtsamkeit, Vorsicht und Respekt im Umgang mit Innenbildern hinzuweisen:

Die Arbeit mit inneren Bildern ist nicht die Therapie selbst, sondern ein Teil, ein Baustein im Rahmen eines Ziel- und Behandlungskonzeptes in der (Verhaltens-)Therapie. Dieses Konzept wird bei jeder Patientin gründlich zu Beginn der Behandlung hinsichtlich der Ziele und der zielführenden Maßnahmen erarbeitet. Die therapeutische Arbeit mit Imagination kann vertiefender Bestandteil sein.

In allen seriösen Therapien wird das so gehandhabt.

Leider gibt es auch Personen, die Arbeit mit Innenbildern in »Seminaren« anbieten, zum Glück also nicht im psychotherapeutischen Setting, ohne diese Einbettung zu berücksichtigen, ohne Hintergründe zu kennen und ohne auf das Individuum eingehen zu können. Da ist schon einiges Unheil passiert.

Hier ein Beispiel: Eine Supervisandin von mir berichtete mir neulich von einem Patienten, der sich jahrelang im »positiven Denken und Imaginieren« geübt hat, der eine Menge Literatur dazu gelesen und auch an entsprechenden »Seminaren« teilgenommen hatte. Das Ergebnis waren schwere Panikattacken, die ihn arbeitsunfähig machten. Er hatte somit gelernt, sich alles »schön« zu färben. Er war jahrelang über seine warnenden Gefühlssignale hinweggesprungen. In seiner Arbeitsstelle kündigten 10 Kollegen, weil das dortige Chaos, verbunden mit Inkompetenzen der Vorgesetzten und unerfüllbaren Anforderungen, nicht mehr auszuhalten war. Lediglich unser Patient sprach ununterbrochen zu sich: »Ich gebe nicht auf«, »Ich schaffe das« und dergleichen – unter anderen Umständen durchaus zielführende Sätze. Die Arbeitssituation war aber in der Tat untragbar, sodass er schließlich diese schweren Panikattacken entwickelte, die ein Ergebnis des lange geübten Ignorierens der Warnsignale und damit der »Schönfärberei« waren.

Wenn Sie einer wirklich giftigen Schlange begegnen, stellen Sie sich auch nicht hin, schauen ihr fest in die Augen und versichern sich, dass Sie das jetzt aushalten. Sie suchen das Weite, wenn Sie klug sind.

Nur wenn die Schlange eine kleine Blindschleiche ist, wäre das selbst ermutigende Denken angemessen. Unser Patient hat diese Unterscheidung nicht erkannt. Er hatte sich – therapeutisch unangeleitet – verhalten, als seien die unfähigen Vorgesetzten nur kleine Blindschleichen.

2.2.1 Positive Bilder induzieren

Unsere PatientInnen haben meist eine ganz vage Vorstellung von dem, was sie erreichen möchten. So erfährt die TherapeutIn oft nur sehr allgemeine Zielvorstellungen. Zum Beispiel wird uns gesagt: »Ich will selbstsicher werden« oder »Ich will mich mögen können« oder »Ich will mich wohlfühlen in meinem Leben«.

Und ebenfalls ganz vage sind oft positive Bilder von sich, von den anderen, von der Welt, von der Natur; Bilder, die Sicherheit vermitteln, Trost spenden, Mut machen, die Sichtweise erweitern. Wir wissen, dass unsere PatientInnen belastet sind, dass ihr Blickfeld tunnelmäßig eingeengt und fokussiert ist auf die Sorgen, die Ängste, kurz: das Negative. Wie aus den Ausführungen in diesem Buch deutlich wird, müssen diese Sorgen und negativen Aspekte sehr genau im therapeutischen Vorgehen angeschaut und bearbeitet werden.

Ein wesentliche Aufgabe der Verhaltenstherapie ist es aber, den Blick unserer PatientInnen zu erweitern auf positives Erleben, auf die Stärken und Ressourcen, auf die Kompetenzen. Und bei dieser Arbeit kann die Visualisierung wieder eine wertvolle Unterstützung sein.

Die TherapeutIn kann nach eingehender Exploration der Belastungen und der Erörterung der Therapieziele etwa darauf hinweisen, dass es nun interessant wird zu erfahren, welche positiven Vorstellungen die PatientIn eigentlich vom Therapieziel bzw. von sich und dem Leben allgemein hat. Die entsprechenden Fragen stellen sich nicht nur zu Therapiebeginn, sondern über den gesamten Therapieverlauf hinweg.

2.2.1.1 Wesentliche Grundaspekte zur Person

Mögliche Fragen sind:

- Es gibt einen unzerstörbaren gesunden Kern in jedes Menschen Seele; wie sieht der Ihre aus?
- Wie sieht Ihre Gesundheit aus?
- Wie sieht Ihre Selbstsicherheit aus?
- Wie sehen Ihre Stärken aus?
- Welches Bild haben Sie von Ihrem eigenen, nicht durch Ängste verstellten Ich?

Und hier schildere ich einmal Antwortbeispiele, die mir begegnet sind:

Das unzerstörbare Ich

Wie im Vorwort dargestellt, bin ich fest davon überzeugt, dass in jedem Menschen ein zentrales und unzerstörbares Ich existiert, welches ausgestattet ist mit der Fähigkeit zur Mitmenschlichkeit und zur Selbsterhaltung.

Alle Menschen, insbesondere diejenigen, die die Grundüberzeugung von sich selbst in sich tragen, dass sie wertlos, schlecht, nutzlos und überflüssig seien, profitieren von der Vermittlung dieser Überzeugung, dass auch sie ein solches Ich besitzen. Übrigens ist diese Suche gar nicht so schwer. Denn der Mensch spürt sehr genau, wovon die Rede ist, weil ein jeder Mensch tief in seinem Inneren dieses »Ichwesen« kennt. Die TherapeutIn muss da oft gar nicht so viel Überzeugungsarbeit leisten. Hilfreich ist der Hinweis, dass alles, was die PatientIn an sich zu beklagen hat, Ergebnis von äußeren Einflüssen und Indoktrinationen war.[23]

Wenn die TherapeutIn diesen Schritt ermöglicht hat, dass die PatientIn bejahen kann, dass auch sie einen solchen Kern besitzt, kann sie diese wiederum um ein Bild bitten, das diesen Kern sichtbar machen hilft.

Das Licht in der Höhle

Ich schildere hier ein Bild einer Patientin, das mich sehr beeindruckt hat, weil es geradezu in spirituelle Tiefen weist: Ich fragte sie nach einem Bild für dieses unzerstörbare innere Ich. Nach einer Zeit der Suche schildert sie einen Weg in eine tiefe, dunkle Höhle. Sie muss sich vorantasten, weil es darin ziemlich dunkel ist.

Lange Zeit bleibt es dunkel, und sie wollte schon etwas enttäuscht aufhören, weil »da nichts kommt«. Dann sieht sie auf einmal hinter einer Kurve ein Licht leuchten. Es schimmert golden. Sie will dorthin gehen, was ihr aber nicht gelingt. Wie festgewurzelt steht sie in der Höhle und sieht dieses Licht. Sie wird immer ruhiger, aber gleichzeitig berichtet sie von einer tiefen Berührung. Schließlich sagt sie,

---

23 Oft mussten meine PatientInnen lachen, wenn ich sie darauf hinwies, dass kein Baby auf die Welt kommt und sagt: »Nicht wahr, mein Kopf ist viel zu groß und ich bin überhaupt ein komischer Typ.«

dass es so gut sei. »Es gibt Dinge, die wir ja gar nicht sehen sollen, weil sie göttlich sind.«

Ja, das passt recht gut zu meiner Idee: der göttliche Funke, die Seele, der Zauber der Schöpfung in einem jeden von uns, die eigentlich unnennbar sind.

Die Gesundheit

Der Panther

Eine Therapeutin fragt einen Patienten, der sich von den Lebensumständen (die Arbeit ist anstrengend und wenig erfreulich; in der Ehe kriselt es und dergleichen) sehr belastet fühlt, ob er neben den Belastungen auch Stärken und Kraftquellen kennt.

Der Patient wird still und sucht in seiner Phantasie. Dann sagt er, dass wichtige Kraftquellen für ihn seine körperliche Stärke und seine Gesundheit seien.

Die Therapeutin kann nun weiterfragen: »Wenn Sie sich nun bitte auf diese körperliche Kraft und Gesundheit konzentrieren, erscheint dann ein Bild, eine Phantasie vor Ihrem inneren Auge?«

Wieder braucht der Patient seine Zeit. Dann sagt er: »Ja, meine Gesundheit ist ein Panther.«

Th: »Wie sieht der genau aus? Was macht der?«

P: »Der ist schwarz, hat leuchtende gelbe Augen, streift durchs Gebüsch und klettert auf Bäume. Sein Fell glänzt in der Sonne. Er bewegt sich geschmeidig und sicher; wenn er geht, spielen seine Muskeln. Ah, der ist wunderbar.«

Der Patient wird ganz ruhig, hat die Augen geschlossen und »träumt«.

Th: »Wie fühlen Sie sich gerade?«

P: »Sehr gut, stark, sehr stark.« Er lächelt leicht.

Die Therapeutin lässt ihn noch eine Weile das Gefühl vertiefen; dann sagt sie: »Dieser Panther ist Ihr Begleiter; das ist er schon lange, aber jetzt sehen Sie ihn auch. Sie können ihn ab jetzt immer wieder zu sich rufen, nach ihm suchen, ihn neben sich spüren. Sie können ihn berühren und sein Fell spüren. Wollen Sie das einmal in den kommenden Tagen ausprobieren?«

Der Patient nickt leicht, öffnet die Augen und dehnt sich.

Die Therapeutin könnte das noch weiter verbalisieren: »Ja, so dehnt sich auch Ihr Panther – sehr gut.«

Im Therapieverlauf wurden noch etliche weitere Stärken gefunden. Immer wurden diese Bilder eingebunden bei der Bewältigung von schwierigen Situationen.

Selbstsicherheit

Die Eroica

Als ich einer Freundin von dem Konzept dieses Buches erzählte, bat sie mich um ein Beispiel. Wir saßen zusammen in einem gemütlichen Gartenrestaurant und tranken unseren Kaffee. Ich bat sie, in ihrem Inneren ein Bild zu suchen, welches für ihre Selbstsicherheit stehen könnte. Sie sagte mir, dass sie sich sehr schwertue, Bilder zu generieren. Sie sei vielmehr immer dabei, zu »hören«. Wenn sie zum Beispiel an ihre verstorbene Mutter denke, sehe sie sie nur verschwommen, höre aber ihre Stimme ganz nah und deutlich. So bat ich sie, sich Klänge, Geräusche, Stimmen oder eine Melodie zu suchen, die ihre Selbstsicherheit vertonen. Sie lehnte sich zurück, neigte den Kopf und richtete ihre Augen nach oben. Fast möchte ich sagen, dass diese »glasig« wurden. Da wusste ich, dass sie etwas gefunden hatte. Ich fragte sie danach und sie sagte, dass sie gerade Beethovens Eroica höre, und zwar eine ganz bestimmte Passage aus dem dritten Satz. Sie war ganz vertieft in diese Klangwelt, und ihr Gesichtsausdruck wurde immer strahlender, ihre Körperhaltung noch aufrechter. Ich ließ sie eine Weile darin und empfahl ihr, immer wieder diese Melodie zu verbinden mit dem Gefühl ihrer Selbstsicherheit.

Auch im therapeutischen Setting ist es möglich, dass eine PatientIn zu Phantasiebildern schwerer Zugang hat und dafür mehr auf der akustischen Ebene reagiert. Wie schon an anderer Stelle erwähnt, mischen sich bei den meisten unserer PatientInnen die Ebenen. Aber manche haben tatsächlich sehr abgegrenzte Schwerpunkte. Die Einbeziehung akustischer Phänomene ist genauso möglich.

Wäre meine Freundin eine Patientin, und wäre sie beispielsweise bei mir, um selbstsicherer zu werden, würde ich sie bei den entsprechenden Rollenspielen (Güroff a. a. O.) die Eroica imaginieren lassen.

Ich würde sie bitten, die Eroica immer wieder zu hören und dabei auf ihre Gefühle zu achten. Und ich würde versuchen, weitere akustische Vorstellungen für weitere Stärken mit ihr zu suchen.

Das können auch selbst erzeugte Klänge sein, wie das Ommm, ein tiefer Ton, der den Körper in Vibrationen bringt, um beispielsweise zur Entspannung zu finden.

Es können Lieder aus der Kindheit sein, Vogelstimmen usw.

Es können menschliche Stimmen sein.

Ich höre noch heute die Stimme meines Vaters (allerdings sehe ich ihn auch deutlich vor mir dabei), wie er mich ermutigen wollte, wenn ich Angst vor einer Schularbeit hatte: »Das schaffst du.« Das hat er mit einer solchen Verve und Intensität getan, dass es mir bis zum heutigen Tag eine Hilfe ist, wenn ich meine, eine Aufgabe könnte zu schwer werden.

Die Göttin Inanna

Eine Patientin wurde von mir gebeten, ein Bild für ihre Selbstsicherheit zu suchen. Wie immer gab ich ihr zur Auswahl, dass dieses Bild aus der Phantasie, aus der Kindheit, aus der Umwelt (also Personen, die ihr selbstsicher erscheinen), aus Filmen und dergleichen stammen könne. Sie tat sich schwer, verwarf das Bild immer wieder und konnte sich nicht festlegen. So bat ich sie, sich Zeit zu lassen, weiter in Ruhe zu suchen, vielleicht in Büchern, im Internet.

In der nächsten Sitzung brachte sie mir einen Ausdruck aus dem Internet mit. Sie hatte ein Bild der sumerischen Göttin Inanna gefunden. Die Göttin ist auf einem Basrelief dargestellt. Sie steht aufrecht, hat den Kopf erhoben und blickt in die Ferne. Sie lächelt leicht. Sie hat Füße wie ein Vogel und am Rücken trägt sie Flügel. In ihren erhobenen Händen hält sie magische Gegenstände, um ihren Hals liegen Geschmeide und auf dem Kopf trägt sie eine Krone. Sie ist nackt und zeigt sich dennoch weder verschämt noch lockend; sie wirkt stolz und in sich ruhend. Neben ihr sind zwei Eulen und zwei Löwen gestaltet.

Nun ist es entscheidend, dass nicht die Motive der Künstlerin oder die dahinterliegende Mythe für uns interessant sind, sondern ausschließlich das Erleben und damit die persönliche »Be-Deutung« durch die Patientin.

Sie verband mit diesem Bild die folgenden Gefühle: »Die Göttin ist so ruhig und aufrecht. Ich finde es beeindruckend, wie sie stolz ist trotz oder wegen ihrer Nacktheit. Heutzutage sind nackte Frauen ja immer eher als Wichsvorlage (O-Ton!!) abgebildet. Die schauen überhaupt nicht selbstsicher, sondern wirken nur lüstern und lockend oder unterwürfig. Das ist furchtbar. Ich sehe in der Inanna ein Modell für mich. Und dann mag ich auch die Tiere. Für mich sind das ihre Begleittiere, die ihre Fähigkeiten versinnbildlichen. Meine Inanna ist stolz und stark wie eine Löwin und sie ist gescheit wie eine Eule. Und meine Inanna kann fliegen, sie kann sich in die Lüfte erheben, wenn sie will. Und wahrscheinlich kann sie zaubern. Ich habe keine Ahnung, was die Dinge in ihren Händen sind, aber für mich sind das Zaubergegenstände. Die Inanna ist geschützt und gefeit und selbstsicher. Ich bin ganz vernarrt in sie.«

Th: »Welche Gefühle spüren Sie, wenn Sie sich so intensiv mit ihr beschäftigen?«

P: »Ich spüre Stärke und Mut; das ist ein ganz neues Frauenbild für mich, ein Vorbild. So möchte ich dastehen können.«

Ich bat die Patientin aufzustehen und genau diese Körperhaltung und den Gesichtsausdruck einzunehmen. Das tat sie, und sie spürte noch vertieft diese Gefühle, auch Stolz kam hinzu.

Die Hausaufgabe war, dass sie in der Folgezeit immer wieder Kontakt zu Inanna aufnehmen sollte und diese Haltung der Göttin einnehmen. Inanna wurde dann in der Folge das innere Bild für die Gefühle der Selbstsicherheit und der Selbstachtung bei der Behandlung der sozialen Ängste und der Selbstunsicherheit der Patientin und begleitete sie in Rollenspielen und Übungen.

Der Schwerpunkt für diese Darstellung hier ist eine Verbildlichung der Selbstsicherheit für die Patientin. Dieses Göttinnenbild kann aber auch ein Bild für eine innere Begleiterin, eine begleitende Schutzperson, abgeben.

Stärken

Die nähende Prinzessin

VerhaltenstherapeutInnen fragen ihre PatientInnen oft nach ihren Stärken, den positiven Aspekten, um zu den Ressourcen neben den Problemen und Schwächen zu finden.

Das ist gerade zu Behandlungsbeginn oft keine leichte Aufgabe. So kann es vorkommen, dass eine Patientin nur eine Stärke benennen kann. Einmal entwickelte sich das folgende Gespräch:

P: »Na ja, ich kann nähen. Aber das ist ja nix.«

Th: »Was nähen Sie denn?«

P: »Puppenkleider, ich nähe die für meine Puppen, aber auch für die in der Verwandtschaft.«

Th: »Erzählen Sie mir davon: Wie sehen die Kleider aus, wie viele nähen Sie da, wie sehen Ihre Puppen aus, wie reagieren die Menschen, denen Sie Puppenkleider schenken?«

Im Verlauf des Gesprächs stellt sich heraus, dass die Patientin unglaublich phantasievolle Stücke entwirft und schneidert. Ihre Puppen haben eine Menge Kleider zum Wechseln, und die Verwandten freuen sich wohl sehr. Eine Cousine dränge sie immer, dass sie doch »was Berufliches draus machen solle«.

Th: »Dann hält die Cousine Sie für eine begabte Nähkünstlerin?«

P: »Na ja, vielleicht, aber was ist schon Nähen?«

Th: »Ja eben, eine Kunst, so wie Malen. Auf der Documenta in Kassel werden immer auch Werke von Künstlerinnen ausgestellt, die das Nähen als Kunst wiederentdeckt haben.«

P: »Aber sicher keine Puppenkleider.«

Th: »Bisher nicht, nein. Darum geht es mir auch nicht, sondern darum, dass Nähen an sich nichts Wertloses ist, sondern etwas Besonderes, eben eine Fähigkeit.«

Nach einigen Sitzungen, in denen viel Psychoedukation zur Selbstsicherheit und zur Lebensfreude stattfand, griff ich wieder auf die Nähkunst zurück. Die Patientin zeigte sich dann bereits offener und bereiter, ihr Nähen als eine positive Seite an sich selbst anzuerkennen. Nun konnte sie ein Bild zur Näherin finden: eine Prinzessin in einem Schloss, die mit Fäden Spinnen, Weben und Nähen befasst ist. Und wieder wird auch hier ein deutlich kindlicher Anteil sichtbar, der in vielen Behandlungen eine zentrale Rolle spielt. Ein Kind, das sie bis dato nie sein konnte wegen früher Parentifizierung durch eine psychisch kranke Mutter (Rollenumkehr bei Eltern und Kindern, wobei psychisch schwache Eltern das Kind wie eine kleine Erwachsene behandeln und massiv überfordern), saß im Therapieraum. Dieses Kind erfuhr erstmals Anerkennung.

Die Prinzessin spielte eine große Rolle im weiteren Verlauf. Allmählich gesellten sich noch andere Gestalten dazu: ein Schmetterling für ihren Sinn für Pflanzen, ein bunter Kasper für ihre allmählich wieder auftauchende Fähigkeit zu Albernheiten (es dauerte selbstverständlich eine Weile, bis sie dies als Fähigkeit annehmen konnte, anstelle von »Doofheit«), ein Zwillingspärchen, zwei junge Frauen, für ihre Ehrlichkeit und ihre Treue.

Alle Gestalten versammelte die Patientin in einem Raum im imaginativen Schloss oder im zugehörigen Park. Sie zeichnete sie und legte die Bilder auf ihren Tisch.

Sehr viel später, gegen Ende der sehr umfangreichen Therapie, fand sie ein Bild für die neue Stärke: eine erwachsene Frau, die auf einem Stuhl im Garten sitzt mit Menschen, die zu ihr gehören, denen sie Genähtes schenkt, mit denen sie lacht und albert, denen sie Kaffee anbietet, die ihr Kuchen mitbringen und ihren wunderbaren Garten bewundern. Schön.

2.2.1.2 Schutz, Trost und Stärkung

Die Frage nach einem Schutzbild wird häufig in der Psychotherapie gestellt. So einmalig wie jeder Mensch ist, so einmalig und entsprechend vielfältig sind die Antworten.

Potreck hat dafür den »liebevollen Begleiter« (Potreck 2014 und 2021) formuliert. Die PatientIn wird gebeten, sich eine solche Begleitung zu suchen, die sie im täglichen Leben imaginativ begleitet und stärkende oder ermutigende Ratschläge gibt.

Beispiele für solche BegleiterInnen sind: Gestalten aus der Religion, wie Jesus oder ein Schutzengel, oder aus der Erinnerung, wie eine liebevolle Tante, eine Lehrerin, Großeltern, Mutter oder Vater, eine imaginative Person, oder aus der Märchenwelt, wie eine Prinzessin, ein Prinz, Frau Holle, oder aus der Tierwelt, wie ein Pferd, ein

Hund, eine Katze, oder aus der Pflanzenwelt, wie ein Baum oder eine Zauberpflanze, oder aus der Welt der Geräusche, der Töne, der Musik, wie das Ommm oder ein Kirchenlied.

Es können reale Dinge hinzugezogen werden, die als Talisman bezeichnet werden. Ein Talisman ist nichts anderes als ein Symbol für wichtige Gefühle, von denen ein Mensch begleitet sein möchte: für Schutz, für Heilung, für Glück. Aus der Welt der Gerüche können solche Begleitkräfte entspringen: Duftöle, der Geruch nach Wald, nach Holz, nach dem Parfüm der Mutter sind eventuell Träger heilsamer innerer Stärken; und aus der Welt der Gegenstände entstammen Hilfskräfte: ein Stein, eine gepresste Blume, ein Kuscheltier etc.[24]

Dann taucht bei der Frage nach Schutzbildern bei den PatientInnen die zu schützende Person nicht nur als die gegenwärtige Erwachsene auf, sondern auch das Kind oder der/die Jugendliche, die sie einmal waren. Denn die psychischen Störungen haben ihren Ursprung in der individuellen Lebensgeschichte. So haben auch viele Schutzbilder mit dem kindlichen Anteil zu tun. In der Literatur hat

---

24 Hier möchte ich darauf hinweisen, dass im Handel oft ein Duftöl, ein Stein, ein Gegenstand angeboten wird, das bzw. der gleich verbunden wird mit der vorgeblichen Bedeutung, wie: dieser Stein gebe Kraft, jener Entspannung usw.
Darüber bin ich nicht glücklich. Frau Meier kann eine ganz andere Assoziation haben als Frau Müller oder Herr Schmidt.
Nur die jeweilige Person entscheidet, wer was wie mit ihr was zu tun hat. Die Trennschärfe ist zudem nicht leicht. Ich möchte diese Bilder und Symbole nicht als Möglichkeiten verstanden wissen, dass sie quasi äußere Schutzquellen darstellen. Dann kann es problematisch werden, weil die Menschen in die Gefahr geraten, dass sie sich ohne diese Gegenstände ungeschützt fühlen.
Ich verstehe alle diese inneren und äußeren Symbole als Merk- oder Anstoßhilfen, in Kontakt mit den eigenen Gefühlen der Kraft, des Mutes, des Stolzes etc. zu kommen oder zu bleiben. Inanna (s. o.) ist nicht eine äußere Hilfsfigur, die der Patientin zu Selbstsicherheit verhilft, sondern sie versinnbildlicht die innere Fähigkeit der Patientin zu den Gefühlen der Selbstsicherheit und des Geschütztseins und macht diese sichtbar. Das Bild führt die Patientin immer wieder zu den in ihr angelegten Gefühlen. Nicht der Stein selbst gibt Kraft, sondern er verbindet die Menschen mit ihrer Kraft, indem er sie symbolisiert. Da ich in diesem Buch aber die Welt der inneren Geschehnisse beschreibe, will ich diesen Punkt der Wirkung äußerer Gegenstände etc. nicht weiterverfolgen.

sich der Begriff »das innere Kind« etabliert, und etliche Veröffentlichungen befassen sich mit der therapeutischen Arbeit an diesem Kind, das in uns lebt (zum Beispiel Chopich & Paul 1993).

Wie die Imaginationsarbeit mit diesem »inneren Kind« aussehen kann, zeige ich im Kapitel »Arbeit mit Erinnerungen«.

Ich will nun einige Beispiele für Schutzbilder vertieft herausgreifen und vorstellen, die mir und anderen KollegInnen von PatientInnen berichtet wurden:

Schützende Personen/innere BegleiterInnen

Viele unserer PatientInnen sind belastet von unschönen Erinnerungen an ihre Eltern. Im Vordergrund des Erlebens stehen Erinnerungen an Strafen, an Ungerechtigkeiten und dergleichen (s. auch 2.2.2.5: Arbeit mit Erinnerungen). Sehr oft zeigt sich bei der genaueren biographischen Analyse, dass diese Eltern aber auch positive Seiten hatten. Die PatientInnen können bei ihrer Suche Situationen finden, in denen die Eltern schützend, liebevoll und tröstend waren (s. »Der selbstunsichere Vater«, S. 191).[25]

Ein Beispiel für eine länger verschollene Erinnerung ist das folgende:

Der eilende Vater

Eine meiner PatientInnen hatte immer wieder quälende Erinnerungen an ihren Vater, der sich, als sie in der Pubertät war, abweisend und unzufrieden mit ihr gezeigt hatte. Die Bitte um Suche nach positiven Erinnerungen hatte folgendes Ergebnis:

Sie legte sich im Therapiesessel zurück, wurde schweigsam. Plötzlich fuhr sie hoch und starrte mich an: »Doch, da ist was. Wir sind bei einem Spaziergang, meine Eltern und ich. Ich bin so etwa fünf oder sechs Jahre alt. Ich stehe an einer Brücke über einen Bach im Wald; auf einmal sehe ich meinen Vater auf mich zu rennen, er hebt mich

25 Diese Suche sollte übrigens angestoßen werden, aber nicht gefordert. Sehr oft habe ich bei der Frage nach positiven Aspekten eine wichtige Reaktanz (Widerstand) bei meinen PatientInnen erlebt im Sinne von: »Immer soll ich die (als Beispiel eine Lehrerin) schönreden. Die hat mir doch was angetan«. Näheres dazu unter Kapitel 2.2.2

hoch, und ich sehe einen großen Hund, der mich wohl im Visier hatte. Mein Vater hat mich gerettet.«

Th: »Bitte vertiefen Sie das Bild. Was erleben Sie und welche Gefühle kommen da hoch?«

Die Patientin legt sich wieder zurück.

P: »Ich spüre seine Arme, wie sie mich tragen; ich fühle sein Gesicht ganz nahe; er drückt mich an sich und wiegt mich. Mir ist warm und wohl. Gott, ist das schön.« Und nach einer Weile: »Jetzt fallen mir so viele Sachen ein. Es hört gar nicht auf. Immer wieder ist er zu mir gekommen, wenn ich krank war oder vor etwas Angst hatte. Erst später, als ich älter wurde, in der Pubertät, haben wir uns entfremdet.« Die Patientin weint und schluchzt.

Ich ließ ihr nun viel Zeit, das Erleben zu vertiefen und bat sie schließlich, in der Folgewoche auch diese inneren Bilder mit den zugehörigen Gefühlen immer wieder zu betrachten.

Allein diese Übung, nach positiven Aspekten bei den nur noch als unangenehm und belastend erinnerten Eltern zu suchen, hat eine Tür geöffnet und der Patientin die Möglichkeit gegeben, die Last zu relativieren. Sie hat auch erkannt, dass kein Vater und keine Mutter jemals immer nur ausgeglichen und pädagogisch wertvoll handeln kann. Zudem hatte sie nun eine Schutzperson gefunden, die sie in ängstigenden Situationen aufsuchen bzw. an ihre Seite holen konnte. Und sie hatte eine Basis gefunden, mit dem zum Glück noch lebenden Vater wieder eine Annäherung zu finden.

Die Nachbarin ☆

Eine Patientin hatte vielfältige Probleme in die Behandlung mitgebracht. Bald stellte sich heraus, dass sie sehr belastende Erinnerungen an ihre Eltern mit sich herumzuschleppen hatte. Ich suchte mit ihr in diesen Erinnerungen nach möglichen Personen, die ihr stärkende Kräfte gegeben hatten. Wir wurden fündig: Vor ihrem geistigen Auge tauchte eine Nachbarin auf, zu der sie immer ging, wenn die Mutter nicht zu Hause war. Diese Nachbarin gab ihr etwas zu essen und zu trinken und freute sich auf sie. Manchmal hatte sie schon auf sie gewartet. Wir gaben der Nachbarin einen neuen Namen, da der Patientin der reale Name der Frau nicht gefiel, weil die

Mutter diesen immer sehr spöttisch und feindselig ausgesprochen hatte. Und dieser imaginierte Klang überschattete das Bild. Die Nachbarin, ich nenne sie hier einfach einmal Aurelia, wurde zur Begleiterin. Aurelia erzeugte in der Patientin das Gefühl, geschützt zu sein. Wenn sie sich auf ihre Bank im Garten setzte, ließ sie Aurelia auftauchen und erfuhr Gefühle, die lange verschüttet gewesen waren.

Die TherapeutIn

Etliche PatientInnen, die gebeten werden, sich eine schützende Person in der Phantasie zu suchen, wählen die TherapeutIn.

Eine Patientin sagte zu mir: »Immer, wenn es schwer wird, sehe ich Sie vor mir, wie Sie mich immer begrüßen, wenn ich komme. Dann werde ich ruhiger, weil ich merke, dass ich bei Ihnen Hilfe bekomme.«

Das ist m. E. gut so. Zum einen ist es ein Zeichen für die gelungene Beziehungsarbeit, zum anderen ist die TherapeutIn eine sinnvolle und zielführende Person, denn sie bietet (hoffentlich!) adäquate und zielführende Hilfen an, die verinnerlicht werden können. Eine Vertiefung hierzu finden Sie in den Kapiteln zur Kommunikation mit inneren Bildern und zur Arbeit mit Erinnerungen.

Das erwachsene Ich – die eigene FreundIn werden

Eine weitere Möglichkeit, Schutz in sich zu finden, stammt aus dem Bereich der Arbeit am inneren Kind (s. z. B. Chopich & Paul 1993). Die erwachsene PatientIn kann sich selbst Mutter bzw. Vater werden und sich um das innere Kind kümmern.

Oder sie kann eine innere FreundIn werden und sich begleiten. Die eigene FreundIn zu werden ist zu Therapiebeginn oft noch sehr schwierig, denn unsere PatientInnen kommen ja, weil sie mit sich oder ihren Gefühlen und Anteilen, also ihrem Sosein, hadern. Im Laufe des therapeutischen Prozesses kann dies aber sehr erfolgreich sein. Etlichen meiner PatientInnen ist es gelungen, sich immer mehr imaginativ selbst zu begleiten.

Im Artikel »Der Einsatz von imaginativen Techniken in der Selbstsicherheitsbehandlung« (Güroff 2018) habe ich ein solches Beispiel dargestellt: Ein Patient lernte, sich innerlich bei den einzelnen Selbstsicherheitsübungen zu begleiten. Er sah den erwachsenen, wohlgekleideten Mann, der er geworden war, neben sich gehen. Immer wieder gelang es ihm, sich selbst vorzustellen, wie er aufrecht, lächelnd und mutig vor sich selbst stand.

Schützende Gestalten

Der Schutzengel

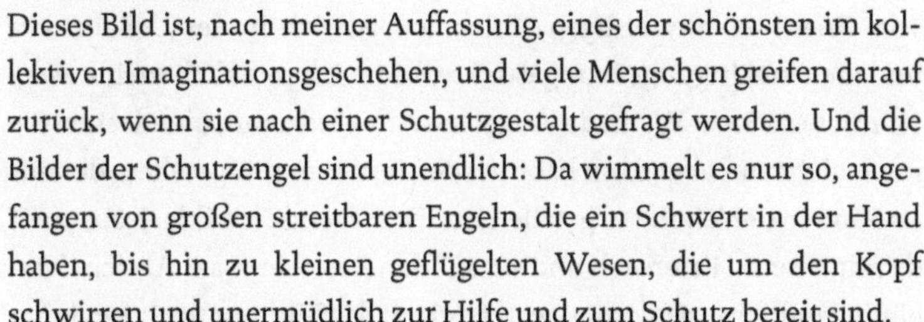

Dieses Bild ist, nach meiner Auffassung, eines der schönsten im kollektiven Imaginationsgeschehen, und viele Menschen greifen darauf zurück, wenn sie nach einer Schutzgestalt gefragt werden. Und die Bilder der Schutzengel sind unendlich: Da wimmelt es nur so, angefangen von großen streitbaren Engeln, die ein Schwert in der Hand haben, bis hin zu kleinen geflügelten Wesen, die um den Kopf schwirren und unermüdlich zur Hilfe und zum Schutz bereit sind.

Die Leserin möge sich ihren Engel aussuchen, wenn sie sich davon angesprochen fühlt. Und dieser Engel möge Sie begleiten.

Jesus

Ein Patient war wegen einer schweren Agora- und Klaustrophobie (Angst, sich in geschlossenen Räumen aufzuhalten, aus denen er nicht entkommen kann, wie U-Bahnen, Flugzeugen, Zügen) in verhaltenstherapeutischer Behandlung bei mir. Die Phobie hatte ihn fest im Griff und schränkte sein gesamtes Leben ein. Er stand kurz vor der Arbeitsunfähigkeit, weil er die Wohnung kaum noch verlassen konnte. Seine Mutter war sehr gläubig gewesen und hatte ihm immer gesagt: »Wenn du mal vor etwas Angst hast, rufe den lieben Heiland, und er wird dir helfen.« Diesen Satz hatte der Pat längst »vergessen«. Er war Informatiker von Beruf geworden und sehr rational orientiert. Er versuchte, alle Probleme »vom Verstand her« zu lösen. Deshalb war er auch bewusst in eine Verhaltenstherapie gekommen, weil er gehört hatte, dass dies eine wissenschaftliche Therapieform ist. Ich arbeitete dann auch sehr viel auf dieser Ebene mit ihm. Ich erklärte Zusammenhänge, Genese und Aufrechterhaltung von Phobien; ich erklärte ihm die wissenschaftlichen Ergebnisse der Wirkungsweise bei der Behandlung, wie Habituation (Gewöhnung), und ich übte mit ihm die Bewältigung bei der Konfrontation, d.h., ich zeigte ihm, wie er in einer angstauslösenden Situation, also zum Beispiel in einer U-Bahn, mit dieser Angst bewältigend umgehen kann. Der Patient war sehr kooperativ und aufgeschlossen. Als er dann am ersten Tag nach der ersten selbständigen Expositionsübung in der Realsituation (das bedeutet konkret: Er fuhr alleine in einer Münchner U-Bahn in eine ihm fremde Gegend über mehr als eine Stunde) in die Therapiestunde zur Rückmeldung kam, berichtete er von einem »merkwürdigen« Erlebnis: »Als ich in der U-Bahn saß und die Bewältigungsübung machte, hörte ich plötzlich meine Mutter mit dem Satz ›Wenn du Angst hast …‹ Und dann, bitte lachen Sie mich nicht aus, aber dann habe ich den Jesus vor mir gesehen, der mir als Kind in der Kirche so gefallen hat. Das ist ein Gemälde: Jesus steht da mit einem Hirtenstab und schaut den Betrachter an. Als ich dann ein Jugendlicher geworden war, fand ich das Bild nur noch furchtbar kitschig. Ich find's eigentlich auch jetzt noch furchtbar kitschig; aber das Bild war da und hat mir auch noch gutgetan. Ich geniere mich etwas.«

Ist das nicht wunderbar, wie uns unsere Seele manchmal ein Schnippchen schlägt? Dieser sachlich-rationale Mann muss auf einmal das »kitschige« und völlig »unvernünftige« Bild sehen und dies auch noch als Schutzhilfe erleben.

Ich erläuterte ihm, dass sich unsere Innenbilder oft den Kriterien wie guter Geschmack, Kunst, Feinsinnigkeit und dergleichen absolut entziehen. Unsere Gefühle sind unabhängig davon.[26] Wir sollten uns davon nicht verunsichern lassen. Ich empfahl ihm, bei seinem Schutzbild zu bleiben mit der Versicherung, dass dieses seine intellektuellen Fähigkeiten und auch seine Beziehung zur Kunst nicht stören würde. Seine Innenwelt ist von vielen Gestalten bevölkert.

In der Folgezeit ließ er sich dann, zwar weiterhin etwas peinlich berührt, aber doch willig, von dem alten Bild des guten Hirten aus seiner Kindheit führen.

---

26 Dies ist übrigens auch der Grund, weshalb sich Melodramen in Literatur und Filmen so großer Beliebtheit erfreuen. Sie stellen den unmittelbaren und ganz unkomplizierten und umwegfreien Kontakt zu den Urgefühlen her.

Hier wieder ein Hinweis: Diese Abkehr vom kindlichen Bild war auch eine Abkehr von der Beziehung zur Mutter gewesen, welche ihm viel zu »emotional« war; deshalb hatte er sich auch der Sachlichkeit zugewendet. Dies wurde im therapeutischen Prozess dann ausführlich vertieft. Insbesondere konnte er auf neue Weise den Zugang zu seinen Gefühlen und zu einem ganz neuen Blick auf die Mutter finden.

Schützende Tiere

Das Totemtier: der Tiger

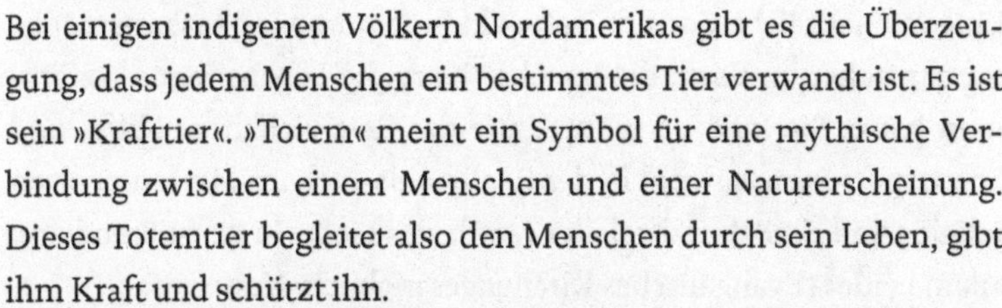

Bei einigen indigenen Völkern Nordamerikas gibt es die Überzeugung, dass jedem Menschen ein bestimmtes Tier verwandt ist. Es ist sein »Krafttier«. »Totem« meint ein Symbol für eine mythische Verbindung zwischen einem Menschen und einer Naturerscheinung. Dieses Totemtier begleitet also den Menschen durch sein Leben, gibt ihm Kraft und schützt ihn.

Ich konnte dies meinen PatientInnen oft vermitteln und sie mit der folgenden einleitenden Frage zu einer Imagination eines schützenden Tieres führen: »Wenn Sie ein Tier wären, welches taucht da in Ihrer Vorstellung auf?« Ich war umringt von Katzen, Tigern, Eichhörnchen, Hunden, Rehen, Tauben und noch vielen anderen mehr.

Ich erinnere mich gut an einen Patienten, der einen Tiger gewählt hatte. Er entdeckte viele Parallelen: die Kraft, die Unabhängigkeit, die Intelligenz, aber auch die Gefährlichkeit und Heimtücke. Er kannte diese Anteile seiner Persönlichkeit und war bei mir, um diese kontrollieren und in positive Kräfte umwandeln zu lernen.

Der Tiger begleitete ihn von da an in seiner inneren Vorstellung; beide führten einander. Und immer, wenn es »gefährlich« wurde, insbesondere, wenn er Zorn in sich aufkeimen fühlte, berührte er in der Vorstellung den Tiger, was ihm neben vielen verhaltenstherapeutischen Strategien zur Impulskontrolle eine der wichtigsten war. Sein Leitsatz war: »Ich bin stark, aber auch scharfsinnig. Ich kann meinen Tiger zähmen und er mich.« Und er spürte, dass er damit lernte, sich vor anderen und vor seinen Impulsen geschützt zu fühlen.

Schützende Klänge

Eine Form der psychischen Hilfe ist die sogenannte Musiktherapie. Der Name führt in die Irre, denn sie ist keine eigenständige, geschweige denn vollständige Therapieform. Aber ihre VertreterInnen kennen den Einfluss der Klänge auf unsere Gefühle und unser Erleben sehr genau. Und es ist sehr richtig, dass Töne und Klänge eine große Wirkung auf unsere Gefühle haben und somit auch eine positiv verändernde (s. »Die Eroica«, S. 106).

Das Kirchenlied

Eine mir sehr liebe Cousine hatte eine schlimme Lebenskatastrophe durchmachen müssen, die ihr über Jahre die Lebensfreude genommen hatte. Sie fand dann im Laufe der Zeit vielfältige Hilfs- und Schutzpersonen, sowohl in der Realität als auch im Herzen. Sie war religiös und ein Schutzbegleiter wurde das Lied: »In dir ist Freude bei allem Leide« (Evangelisches Kirchengesangbuch, Nummer 398).

Ich weiß, dass das Singen dieses Liedes zu einer körperlichen Bewegung und Lösung bei ihr beigetragen hat, nicht nur der Text. Sie hat dieses Lied immer wieder gesungen, für sich oder auch zusammen mit anderen. Und das Lied war auch »in ihr« und übte heilende Wirkung aus. Und Letzteres ist der Grund, weshalb ich dieses Beispiel hier bringe. Das Lied »sang in ihr« und erzeugte bzw. vertiefte die Gefühle des Trostes und des Schutzes. Es wurde zum inneren Klangbegleiter.

Schützende Orte

In der Psychotherapie hat die Imagination des geschützten Ortes weite Verbreitung gefunden (Potreck 2014 und 2021). Insbesondere bei der Behandlung von Traumata ist es sehr hilfreich und wichtig, dass Betroffene einen Ort der Ruhe, des Schutzes und Entspannung in sich finden. Da sich die traumatisierenden Erinnerungen in der Welt der inneren Bilder abspielen, ist es nur naheliegend, dass in dieser inneren Welt ein Ort der Ruhe gefunden wird, in den sich die PatientIn zurückziehen kann. Aber natürlich nicht nur schwer traumatisierte Menschen profitieren von diesen inneren Ruhezonen, sondern alle Menschen. Denn alle Menschen kennen Innenbilder und Vorstellungen aus der Erinnerung, aus Tagesereignissen und aus Zukunftsvisionen, die sie mehr oder weniger quälen. Und alle können einen geschützten Ort in sich finden.

Hinweis: In der Therapie ist die Bewältigung dieser Geschehnisse im Fokus, aber es ist notwendig, daneben eben diese Ruhezonen zu installieren. Bekannt geworden ist dabei das Bild des inneren Gartens (Huber 2010).

Aber unsere PatientInnen verfügen oft über eigene Innenbilder zu Orten der Ruhe und des Schutzes: Auch diese Bilder können aus der Erinnerung stammen, aber auch aus der Phantasie. Vertiefenden Umgang mit solchen Schutzorten finden Sie im Kapitel »Die Führung durch positive Bilder«.

Die grüne Wolke ☆

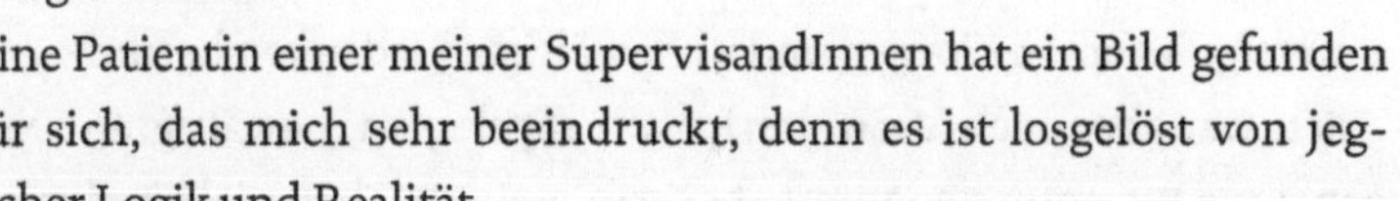

Eine Patientin einer meiner SupervisandInnen hat ein Bild gefunden für sich, das mich sehr beeindruckt, denn es ist losgelöst von jeglicher Logik und Realität.

Sie sieht eine im Himmel schwebende grüne Wolke. Auf dieser Wolke befindet sich ein Glashaus und vor diesem Glashaus eine Art Hologramm eines Magnolienbaumes. So kann sie den Baum überallhin mitnehmen und hinstellen, wo sie ihn gerade braucht. Es gibt eine Schaukel, auf die sie sich setzen kann, wenn sie möchte. Dann spürt sie die schwebende, leise schaukelnde und wiegende Bewegung, die sie zutiefst beruhigt. Im Hintergrund blühen Minzsträucher, die intensiv duften. Und es riecht nach Erde, die nach langer Zeit der Trockenheit wieder von frischem Regen bewässert wurde (eine Erinnerung an ihre ferne Heimat). Schließlich hört sie das Plätschern und leise Rauschen eines Flusses im Hintergrund. Über der Wolke scheint die Sonne. Nun liebt die Patientin die unmittelbare Sonne aber nicht, weil ihr das zu heiß wird; deshalb schwebt über der grünen Wolke noch eine andere feine Wolke, die die Sonnenstrahlen abschirmt.

Dieser innere geschützte Ort beinhaltet nicht nur Bilder, sondern auch Gerüche, Körpergefühle (Schaukeln, Schweben) und Temperaturwahrnehmungen. Auf diese Wolke kann sich unsere Patientin immer wieder zurückziehen und neue Aspekte hinzuzaubern oder wegzaubern, je nachdem, was sie will und braucht. Das Bild ist ständig veränderbar bei Bedarf.

Der gesicherte Ort für Probleme

Ich komme hier zurück auf das Bild des Tresors (S. 71). Diese Imagination ist hilfreich in Fällen, in denen ein Problem auf die nächste Therapiestunde »warten« muss oder erst in einem späteren Therapieabschnitt behandelt werden kann. Dieses Bild lässt sich ganz unspektakulär auch dahingehend erweitern, dass die TherapeutIn ihre PatientIn bittet, im Praxisraum einen Ort zu suchen, an dem sie ihr aktuelles Problem, ihre belastenden Gefühle ablegen und bis zur nächsten Therapiestunde verwahren lassen kann.

Meine Praxis hatte viele solcher Orte: unter der Topfpflanze, in der Erde der Pflanze, unter dem Schrank, im Schreibtisch – überall lagen unfertige Themen, Sorgen und unbewältigte Gedanken herum.

Ich war aber auch Verwalterin von abgelegten, bewältigten Dingen. Eine Patientin deponierte bei erfolgreicher Therapiebeendigung eine sehr schlimme Erinnerung an ihre Mutter als imaginatives Bild bei mir. Es lag imaginativ im Schrank. Wir vereinbarten, dass ich nach einem Monat dieses Bild vernichten solle. Ich hielt mein Versprechen und warf das Bild symbolisch in den Müll. Ich berichtete ihr davon, als es so weit war, und sie fühlte sich dabei final erleichtert und befreit. Auch hier bitte wohlgemerkt: Dies war lediglich eine begleitende imaginative Maßnahme bei der sehr intensiven therapeutischen Traumaarbeit.

Dieses Schutzbild ist aber auch im positiven Sinn hilfreich: wenn der gesammelte Schatz an Erfahrungen, neuen Strategien aus der Therapie, wiederentdeckten Ressourcen und Hilfen gespeichert werden soll.

In allen diesen Fällen kann der PatientIn ebenfalls das Bild des Tresors angeboten werden: ein Raum, eine Kiste, ein Ort, in dem wertvolle Inhalte sicher abgeschlossen und geschützt werden können.

Auch hier sind aber die Möglichkeiten vielfältig: Manche »er-finden« eine Schatzkiste, wie man sie aus Piratengeschichten kennt. Manche visualisieren einen Schreibtisch mit Geheimfach. Manche stellen sich einen Tresor vor, den sie in der Wand hinter einem

Gemälde verstecken. Manche konstruieren gar einen geheimen Raum im Keller. Manche bringen ihre zu speichernden Probleme und oder Schätze im geschützten inneren Ort unter. Manche lassen ihre Schutztiere in einer Höhle auf die Probleme und Schätze aufpassen …

Schützende innere Befindlichkeiten

Unsere PatientInnen haben meist nur Zugang zu belastenden Befindlichkeiten; deswegen kommen sie ja auch in die Therapie. Angst, Trauer, Scham, Schuld etc. dominieren ihr Erleben.

Das therapeutische Ziel, das Gefühlsspektrum wieder um positive Erlebnisse zu erweitern, nimmt einen großen Raum ein in der Behandlung. Denn wir wissen, dass Gefühle der Ruhe, des Mutes, der Freude, der Liebe, des Stolzes und dergleichen schützen und eine wesentliche Ressource und entscheidend für die Heilung sind.

Die Imagination ist dabei ebenfalls eine Unterstützung bei den vielfältigen Maßnahmen, die die Verhaltenstherapie kennt.

Entspannung: das Ruhebild ☆

Entspannung ist ein wesentlicher Teil jeder verhaltenstherapeutischen Arbeit. Standardmäßig werden die progressive Muskelrelaxation (Jacobson 1990) oder das autogene Training nach J.H. Schultz (z.B. Hennig 2003) vermittelt. Schon lange wird dabei auch ein inneres Bild anempfohlen oder präsentiert, welches die Entspannung vertiefen hilft. Idealerweise wird auch in einem solchen Fall die PatientIn gebeten, ein Bild aus der Phantasie oder der Erinnerung zu suchen, bei dem sie sich besonders gut entspannen kann.

Ein häufig gewähltes Bild ist eine Urlaubserinnerung oder ein Bild aus der Natur.

Die PatientIn stellt sich beispielsweise vor, wie sie am Strand im Sand in der Sonne liegt, die Wärme auf der Haut spürt, das Rauschen des Meeres und des Windes hört.

Oder sie liegt in ihrem Garten auf dem Liegestuhl, weiß, dass sie vier Wochen Urlaub vor sich hat. Sie spürt, wie der Stuhl sie trägt, wie die Bäume Schatten spenden, wie es angenehm warm ist, die Vögel singen, der Wind rauscht in den Blättern, die Luft riecht nach Pfingstrosen.

Möglichst alle Sinne sollten berührt werden, und die PatientIn sollte dann sehr genau nach ihren Gefühlen der Entspannung gefragt werden, damit bei eventuellen Störungen das Bild verändert werden kann.

Es ist sinnvoll, sie einmal zur Demonstration und zur Entspannungsvertiefung durch dieses Bild zu führen (s. »Die Führung durch positive Bilder«, S. 138).

Das Bild ist eine Begleitung bei den eigentlichen Entspannungsübungen, die die PatientIn zu Hause durchführt.

Mut: der Baum mit dem Stacheldraht

Ängstliche und oder depressive PatientInnen sind oft sehr mutlos. Sie fühlen dieses belebende Gefühl nicht (mehr).

Ein Patient hatte für das Erleben des Mutes ein interessantes Bild gefunden: Er hatte bei einer Wanderung einen Baum entdeckt, der am Rande eines eingezäunten Gebietes stand. Der Zaun war ein Stacheldraht und war da wohl schon sehr lange gespannt. Der Baum, eine Eiche, war ebenfalls wohl schon sehr viele Jahre alt. Der Zaun war ursprünglich neben ihm gewesen, aber der Baum war gewachsen und gewachsen, war immer stärker und größer geworden. Anstatt dem Stacheldraht zu weichen, ist er einfach um ihn herumgewachsen und hat ihn in sein Holz eingeschlossen. Es sah also aus, als sei der Draht durch den Baum hindurch gebohrt worden. Der Baum war gesund und trug Äste und Blätter und Früchte. »Der Stacheldraht war dem sowas von wurscht«, so mein Patient.

Er erlebte beim Betrachten des Bildes dieses Gefühl von Mut und Unabhängigkeit, von Stärke und Kraft. Er stellte sich immer diesen Baum vor, wenn er mutlos werden wollte, wenn Begrenzungen, Einschränkungen oder Angriffe ihn beeinträchtigen könnten. Mut war in seinem Körper wie ein unbeugsamer Baum, und er fühlte sich unbeirrbar.

Das Bild half ihm immer, wenn er in Situationen geriet, in denen er sich wehrte, Farbe bekannte, zu sich und seiner Meinung stand. Die Kompetenzen dazu waren Inhalt in seiner Therapie, das innere Bild unterstützte ihn dabei.

Freude: die Tänzerin

Eine Patientin hatte sich von einer schweren Depression erholt und konnte beginnen, wieder vermehrt am Leben, beruflich und privat, teilzunehmen. Obwohl sie auch wieder soziale Kontakte aufgenommen hatte und ihren Hobbys nachkommen konnte, blieb ihre Emotionalität doch eher dumpf. Das »depressive Elend« war einer eher grauen Grundstimmung gewichen. Die Freude fehlte ihr, das Gefühl der inneren Buntheit und Beschwingtheit.

Sie fand zu dem ersehnten Gefühl ein sehr schönes Bild: Sie sah vor sich eine junge Frau in bunten Kleidern, die zu einer fröhlichen Musik tanzte, sprang und hüpfte.

Dieses Bild haben wir sehr genau und konkret ausgemalt. Die Tänzerin war eine junge Frau, die sie an sich selbst erinnerte, wie sie als junger Teenie aussah: schlank, mit wilden blonden Locken. Diese junge Frau trug im Bild ein flatterndes buntes Kleid. Sie befand sich in einem hellen großen Saal mit hohen Fenstern und war da ganz für sich. Die Fenster waren zu einem Park geöffnet, und es kam eine reine, duftende Luft in den Saal.

Die Musik kam aus dem Off und erfüllte den ganzen Raum. Sie spielte einen äußerst beschwingten fröhlichen Foxtrott, an dessen Titel sich die Patientin nicht mehr erinnerte, wohl aber an den Klang. Die junge Tänzerin sprang, hüpfte, tanzte ausgelassen kreuz und quer durch den Saal. Sie lachte und juchzte, die Haare wirbelten, das Kleid flatterte.

Die Patientin konnte sich sehr gut auf dieses Bild einlassen und es immer mehr mit allen Sinnen in sich wirken lassen. Die Frage, was sie nun spürte und wie sie sich fühlte, beantwortete sie mit einer völlig veränderten Stimme sehr lebhaft, lachend: Ich spüre mein Herz klopfen, mein ganzer Körper ist durchströmt vom Tanz; die Musik ist in jeder Faser; ich fühle mich so frei und leicht, wie schon ewig nicht mehr. Das ist Freude, glaube ich.«

Ich bat sie für die Folgezeit, nicht nur das Bild immer wieder herzuholen und zu vertiefen, sondern auch die Musik im Internet zu suchen und danach in ihrer Wohnung zu tanzen.

Liebe: die Schutzmantelmadonna

Kennen Sie das Bild der Schutzmantelmadonna? Bei Wikipedia finden Sie etliche Darstellungen. Es handelt sich um eine Marienfigur, die einen weiten Mantel trägt, ihn ausbreitet und in ihm Menschen birgt und sie schützt.

Eine meiner PatientInnen, die das Gefühl der Liebe, insbesondere, geliebt zu werden, vertiefen wollte, fand dazu dieses Bild. Menschen aus ihrer Biographie waren dabei eher nicht »vor-bildlich«.

Sie konnte sich jedoch in das Bild so vertiefen, dass sie sich als eine der kleinen Figuren sah, die eng und warm an die anderen angekuschelt waren und gespürt haben, wie die Madonna sie liebt.

Dieses Gefühl der Liebe spürte die Patientin also von der Madonna, aber auch zwischen den Menschen, die im Mantel Unterschlupf gefunden haben. Ich bat sie, dieses Bild in sich deutlich werden zu lassen, ließ mir genau schildern, wo sie saß, wer neben ihr war, wie es da roch, was sie spürte, was sie hörte. Und ich bat sie dann, mir zu beschreiben, wie sie das Gefühl, geliebt zu werden und zu lieben, in sich wahrnahm. Sie spürte eine tiefe Ruhe in sich, spürte, wie der Atem ruhig und tief wurde, und vor allem, wurde ihr »warm ums Herz«.

Die Madonna wurde für meine Patientin zu einem wesentlichen Begleitbild für das Gefühl der Liebe, und auch sie bat ich, immer wieder ihr Bild aufzusuchen und sich hineinzubegeben.

Stolz: der Adler

Dem Problem, Anerkennung von anderen anzunehmen, sehr nahe ist das Problem vieler Menschen, auf sich selbst stolz zu sein, sich an dem, was sie sind, können oder schaffen, zu freuen, sich selbst anzuerkennen (s. »Die Giftkröte«, S. 69).

Stattdessen bekommen wir TherapeutInnen oft genug zu hören, dass es sich dabei ja um Arroganz handle oder um Selbstsucht. Und da stehen unsere PatientInnen leider in einer jahrhundertelang geübten Tradition: Stolz gehört sogar zu den sieben Todsünden. Ich weiß, dass Freude an sich selbst höchst antidepressive Wirkung hat, ermutigt und lebensfähig macht. Wenn Menschen diese Quelle der Lebensfähigkeit genommen und als etwas Sündiges umetikettiert wird, entwickeln sie enorme Probleme; eben die Probleme wegen derer sie zur Psychotherapie kommen.

Sätze wie »Eigenlob stinkt« sind Giftkröten.

Der Vater einer meiner PatientInnen hatte zu ihr als Kind gesagt: »Freu dich nie über dich, denn es gibt nichts, was du nicht noch besser machen könntest.«

Dieser Vater hat ein ganz besonders fürchterliches Exemplar der Breitmaulgiftkröte an die Lebensquelle seiner Tochter gesetzt, denn er hat ihr die (Lebens-)Freude an sich selbst vergällt.

So werden diese Zusammenhänge im Rahmen der Psychoedukation und der Ressourcensuche den PatientInnen verdeutlicht, und die Suche nach einer Verbildlichung dieses Gefühls ist sinnvoll.

Ein Patient imaginierte für seinen Stolz auf sich selbst einen Adler. Für ihn ist dieser Vogel der bildhafte Inbegriff der Unabhängigkeit und der Fähigkeit, sich selbst zu schätzen.

P: »Schon wie der schaut … Der kommt gar nicht auf die Idee, sich selber einzukochen, der würde alle auslachen, die das machen. Nein, der würde die nicht auslachen, der würde das völlig verständnislos zur Kenntnis nehmen und dann wegfliegen und sein Dasein genießen.«

Th: »Sie meinen, er verachtet die anderen gar nicht?«

P: »Nein, natürlich nicht; dieser stolze Vogel ist so ruhig und selbstverständlich in sich.«

Th: »Können Sie das jetzt gerade auch in sich spüren, diese Ruhe und Selbstverständlichkeit?«

P: »Ja schon.«

Th: »Jetzt fehlt mir aber noch das Gefühl des Stolzes auf sich; das ist etwas mehr, als nur mit sich selbst einverstanden zu sein.«

P: »Stimmt, da fehlt noch was.«

Der Patient versenkt sich, sucht. Ich gebe ihm die Zeit, das Gefühl des Stolzes zu finden.

Nach längerer Zeit: »Also, da gehört noch ein sehr starkes Gefühl dazu; es hat mit Freude an und über sich zu tun, Stolz halt.«

Th: »Was fühlt Ihr Adler in dieser Hinsicht und wie geht er mit anderen Tieren um, wenn sie nicht gerade zu seinem Speiseplan gehören?«

P: »Er fühlt sich stark und froh, er ist glücklich, dass er so ist, wie er ist. Er genießt seine Fähigkeit, zu fliegen und zu sehen; er spürt auch Dankbarkeit. Die anderen, die keine Adler sind, lässt er sie selbst sein. Er braucht es gar nicht, die zu verachten.«

So ist es: Stolz ist eigentlich nur dann zu kritisieren, wenn sich dieses Gefühl gegen andere richtet, wenn die Abwertung anderer nötig ist, um sich selbst hervorzuheben. Und wenn er nur dann fühlbar wird, wenn andere sich unterwerfen.

Eine weitere Frage ist in diesem Zusammenhang also auch noch wichtig: Braucht der Adler die Anerkennung durch andere? Braucht er ihre Verehrung? Der Patient erkannte, dass der Adler ganz schön schlecht beraten wäre, wenn er auf diese warten würde. »Nein, da ist er ja in der Abhängigkeit drin.« Und immer, wenn er sich dabei ertappte, dass er anfing, sich wieder »einzukochen«, holte er diesen Adler als seinen imaginativen Begleiter. Das Bild führte ihn immer wieder zu seinen guten Gefühlen zu sich selbst.

Übrigens: Der Patient erschien zunächst in seinem Verhalten alles andere als ein Adler. Er zeigte sich zu Behandlungsbeginn sehr scheu und unsicher und passte eher ins Fressschema des Adlers. Er hat dann, auch mithilfe seines Adlers, eine wundersame Wandlung und Entwicklung durchgemacht. Der Stolz und die Fähigkeiten des Adlers waren sehr wohl in ihm angelegt. Sie waren unter dem Schutt der Verunsicherungen, Abwertungen und Entmutigungen zugedeckt gewesen.

Schützende Gegenstände

Die Visualisierung von schützenden Gegenständen kann ebenfalls eine gute begleitende Maßnahme sein. Im Folgenden liste ich einige auf, die mir im Laufe meiner Arbeit begegnet sind.

Das Stoppschild

Dieses Schild, welches uns im Straßenverkehr immer wieder begegnet, ist sehr wirksam: Es ist groß und knallrot.

Einige PatientInnen holten sich dieses Schild vor ihr inneres Auge, wenn sie im Begriff waren, Dinge zu tun, die sie sich »abgewöhnen« wollten. So halfen sich einige damit, einen Essanfall zu unterbinden bzw. aufzuhalten oder das Bedürfnis zu rauchen, an den Nägeln zu kauen und dergleichen.

Auch die Neigung, bei anderen Menschen immer wieder in die gleiche Falle zu tappen, kann mit einem solchen Bild gestoppt werden. Eine Patientin: »Immer wieder kriegt mich meine Schwiegermutter aufs Glatteis mit ihrem strengen und zugleich flehenden Blick, und ich mache dann doch das, was sie will.« Diese Patientin hatte im Rahmen von Rollenspielen im TSK (Güroff a.a.O.) gut gelernt, sich abzugrenzen. Sie hätte alle Kompetenzen in petto gehabt, wurde aber immer mal wieder erwischt, diesem Blick schneller Folge zu leisten, als dass sie ihr neues Verhalten hätte anwenden können. Hier war der Einsatz des Innenbildes hilfreich: Immer, wenn die Schwiegermutter die Wohnung betrat, »sah« die Patientin ihr riesiges rotes Stoppschild vor sich und konnte sich wappnen.

Die Schutzwand

Eine imaginierte durchsichtige Scheibe, wie wir sie inzwischen allüberall gegen möglichen Virenaustausch in Läden, Banken und dergleichen sehen, ist schon immer auch ein guter imaginativer Schutz gegen verletzende Personen gewesen.

Eine Patientin über eine Kollegin: »Die sprüht richtig Gift, wenn sie mit Leuten redet. Ich ertrage das kaum.«

Th: »Wie meinen sie das genau?«

P: »Ich fühle mich wirklich wie mit Gift oder Dreck besprüht; ich fühle mich verletzt und verängstigt und vor allem so schutzlos.«

Die Vorstellung einer durchsichtigen Schutzscheibe half der Patientin, sich deutlich zu distanzieren von dieser toxischen Kollegin. So hatte sie zunächst einen inneren Abstand herstellen können, bevor sie dann die wehrhaften Strategien im Umgang mit ihr anzuwenden lernte.

Der Schutzmantel

Ein Patient zog in seiner Vorstellung immer einen Mantel an, wenn er sich Menschen bzw. Situationen, die ihn ängstigten, ausgesetzt sah. Der Mantel war scheckig, kunterbunt und bestand aus einem Stoff, der nicht nur wasserdicht war und gegen Mücken schützte, sondern auf wundersame Weise gegen alle möglichen negativen Energien. Gleichzeit war er atmungsaktiv und sehr angenehm auf der Haut.

Der Schildkrötenpanzer

Eine Supervisandin berichtete mir neulich, dass sie in ihrer Vorstellungswelt einen großen Schildkrötenpanzer besitze. Immer wenn es schwierig werde, schlüpft sie in diesen und spüre den Schutz, auch wenn sie dabei etwas merkwürdig aussehe. Das sähen aber die anderen ja nicht.

2.2.2 Aktive Veränderung maladaptiver Phantasieinhalte

Bisher habe ich dargestellt, wie das therapeutische Gespräch durch konkretes Erfragen von stützenden, schützenden und erfolgreichen Bildern und inneren Abläufen bereichert werden kann. Dies entspricht in der kognitiven Verhaltenstherapie (KVT) der Arbeit an zielführenden und hilfreichen Gedanken (Wilken 2019).

Ab jetzt will ich mich auf die vielfältigen Möglichkeiten der korrigierenden Einflussnahme auf maladaptive Bilder konzentrieren. In der KVT sind dies die diversen Techniken der zielführenden Gedankenveränderung. Die Untergliederung soll die vielen Möglichkeiten zu strukturieren sichtbar machen.

Wie mehrfach erwähnt, ist Imaginationsarbeit fließend, und viele Methoden können ineinander übergehen.

2.2.2.1 Veränderung problematischer Zielvorstellungen

Korrektur maladaptiver »positiver« Ziele

Es kann vorkommen, dass die TherapeutIn, wie oben beschrieben, um positive Visualisierung bittet, die PatientIn jedoch Bilder anbietet, die in die Irre führen. Die Aufgabe ist dann, diese Bilder zu reflektieren.

Das glückliche Leben

Eine Patientin antwortet auf die Frage der Therapeutin, wie die Lösung ihrer Probleme sein solle, was sie denn in der Therapie zu erreichen wünsche: »ein glückliches Leben.« Diese Antwort bedarf einer sehr umfangreichen weiteren Exploration. In Bezug auf unser vorliegendes Thema der Imagination ergab sich auf die Frage, wie denn für die Patientin ein solches glückliches Leben in einem Phantasiebild aussehen könnte, die folgende interessante Imagination: »Ich liege im Gras; es duftet wunderbar, und über mich neigt sich ein blühender Kirschbaum. Meine Kinder spielen juchzend und lachend im Sandkasten, und mein Mann liegt im Liegestuhl neben mir und studiert mit einem zufriedenen Gesicht die Kontoauszüge. Auf einem Tischchen neben mir steht etwas zu trinken und zu essen. Die Sonne scheint, aber der Baum spendet guten Schatten; es ist angenehm warm. Ich höre Vögel singen, zauberhafte Melodien; sie haben keine Angst, sondern hüpfen um mich herum; ihre Federn funkeln golden.«

Nun folgt eine lange Pause. Zunächst lächelt die Patientin, dann verändert sich ihr Gesicht und wird immer ernster, bis sie zu weinen beginnt. Die Therapeutin fragt nach ihrem Erleben.

P: »Ich sehe, wie weit entfernt ich vom glücklichen Leben bin, wie ich wohl in diesem Leben nie glücklich sein kann«, und sie weint schluchzend.

Ja, das kennen wir TherapeutInnen gut: diese Sehnsucht der Menschen nach dem Paradies, und nichts anderes hat uns die Patientin in ihrem Phantasiebild geschildert. Alles um sie herum ist ideal, keiner tut ihr etwas Schlechtes, alle sind glücklich, die Natur beglückt uns. Und nur dann, glauben viele Menschen, nur dann, können sie glücklich sein. Sonst nicht.

Tja.

Es ist möglich, eine weitere Zeit im Bild zu bleiben.

Die Therapeutin könnte nun sagen: »Ja, dieses »glückliche Leben«, dieses Paradies haben wir auf dieser Erde nicht. Und wenn wir uns Ihr Bild noch genauer anschauen, dann hoffen Sie offenbar, dass ich eine Zauberin bin, die gute Fee oder gar die Göttin, die Ihre Lebensumstände so verändern kann, dass Sie paradiesisch glücklich werden können.«

P: »Wenn Sie das so sagen, merke ich schon, dass es nicht geht. Aber wünschen würde ich mir das, ja.«

Th: »Das bedeutet aber dann doch, dass Sie nur dann ein glückliches Leben führen können, wenn die Menschen um Sie herum und die äußeren Umstände märchenhaft ideal, geradezu paradiesisch sind.«

P: »Hm, es ist doch so: Die Umstände machen mich unglücklich, ich selbst wäre an sich ein heiterer Mensch.«

Th: »Diese Heiterkeit könnte uns auf die Fährte helfen. Wir sind uns einig, dass wir das Paradies nicht herzaubern können. Wir müssen dieses Leben und seine Umstände nehmen, wie sie sind. Und wir phantasieren einmal ganz anders weiter. Die Heiterkeit – wie sieht die aus? Gibt es dazu ein Bild?«

P: »Ja, ich sehe mich als kleines Mädchen auf einer Schaukel sitzen. Um mich herum sind viele Leute aus meiner Familie, meine Eltern, meine Onkel, Tanten, andere Kinder. Meine Mutter schaut ganz verliebt zu mir her und sagt: ›Unsere Susi ist immer so fröhlich und bringt uns immer alle zum Lachen.‹ Ich erinnere mich, dass ich wirklich viel lachen konnte.«

Wieder weint die Patientin.

Th: »Was geschieht gerade?«

P: »Ich habe meine Heiterkeit verloren; die Umstände haben sie mir genommen«.

Th: »Sie meinen, dieses fröhliche Kind, das diese Fähigkeit zum Lachen in sich hat, ist unauffindbar verschwunden?«

Jetzt wird die Patientin still. Sie schaut vor sich hin. »Sie meinen, ich könnte die Kleine wieder aufspüren?«

Th: »Oh ja; denn die Fröhlichkeit des Kindes war ja nicht nur eine Folge der Umgebung, sondern auch eine Fähigkeit, die in Ihrer Seele angelegt ist (s. Vorwort); eine Erinnerung Ihrer Seele an das Paradies.«

P: »Eine Erinnerung meiner Seele an das Paradies???« Sie schaut zutiefst verblüfft.

Th: »Ja, könnte doch sein. Das ist doch eine nette Idee, meinen Sie nicht?«

P: »Äh (Pause) schon; das muss ich erst mal setzen lassen.«

Th: »Tun Sie das; und eine Bitte: Nehmen Sie in den kommenden Tagen doch immer mal wieder Kontakt zu Ihrer Heiterkeit, also zu dem kleinen Mädchen auf der Schaukel, auf. Schauen Sie einfach nach ihr, mehr nicht. O. k.?«

Die Patientin nickt und verabschiedet sich wie in Trance.

Die Entdeckung, dass gute Gefühle eine angeborene Fähigkeit sind, die nur verschüttet, aber nie vollständig verloren sein können (s. Vorwort), hat die Patientin über die Imagination wesentlich intensiver erleben können, als wenn das therapeutische Gespräch nur auf der verbal-gedanklichen Ebene stattgefunden hätte.

Die Geschichte ist aber noch nicht zu Ende.

Diese Heiterkeit, die in der Patientin als Fähigkeit angelegt ist, kann nun helfen, das Leben, wie es ist, besser anzunehmen. Und sie kann helfen, nach Möglichkeiten zu suchen, wie mit widrigen Umständen umgegangen werden kann.

Das Paradies kriegen wir nicht in diesem Leben; aber die Fähigkeit, Dinge zu ändern, und die Fähigkeit, das, was wir nicht ändern können, zu bewältigen. So konnte die Patientin genau dies in mühseliger Kleinarbeit erfassen. Sie meinte, dass die Geldsorgen, die eine Insolvenz des Unternehmens ihres Mannes erzeugt haben, ein großer Teil ihres Unglücks sind. Und es gab noch etliche weitere Glückszerstörer, wie Schulprobleme eines Kindes etc.

Die Patientin musste lernen, dass »Glück« in diesem Leben in uns selbst zugrunde gelegt werden kann und nicht in den äußeren Umständen. Und, dass Glück bedeuten kann, aktiv zu werden, einzugreifen. Ihre angeborene Heiterkeit half ihr bei der Akzeptanz dieser Tatsachen. Sie war ein kleiner Baustein in dieser sehr umfassenden Therapie, der genutzt werden konnte. Immer wieder holte die Patientin das fröhliche Kind in ihre Vorstellung und überlegte bei der Bewältigung einzelner Schwierigkeiten, wie ihr diese Heiterkeit eine Hilfe sein könnte.

Die Grundfrage war: »Wenn ich das ganze Schlamassel (O-Ton) mit einer gewissen Heiterkeit angehen könnte, was wäre dann …«

Natürlich gab es eine ganze Reihe von weiteren Hilfen und Schutzmöglichkeiten in dieser sehr umfangreichen Behandlung einer schweren Depression.

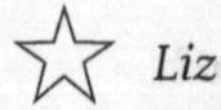

Liz Taylor

Eine Patientin, die ich um ein Bild für ihre Selbstsicherheit gebeten hatte, erwidert spontan, sie sehe die junge Liz Taylor vor sich.

Th: »Bitte erklären Sie mir das genauer.«

P: »Die war so schön, so beliebt, so begehrt. Wenn ich so wäre, dann könnte ich selbstsicher sein.«

Hier liegt ein zentrales, sehr umfassendes Problem, speziell von Frauen, durchaus aber auch von Männern vor: Ich kann nur dann selbstsicher sein, wenn ich äußerlich den Vorgaben der Printmedien und der Filme entspreche. Als Frau muss ich glatte Haut haben, erotisch große Lippen, einen idealen Körper mit großen Brüsten und schmaler Taille und schlanken Beinen und so weiter; wir alle wissen davon. Es wird unendlich viel Geld damit verdient, dass Frauen ihren Körper diesen Bildern angleichen möchten. Die Medien arbeiten den Schönheitsoperateuren zu und umgekehrt. Zahllose Ärzte sind angeblich oder wirklich davon überzeugt, dass sie den Frauen mit ihren operativen Veränderungen zu mehr Selbstsicherheit verhelfen. In Wirklichkeit wird damit aber eine schwere Störung des Selbstbildes bedient. Einem 18-jährigen Mädchen beispielsweise größere Brüste einzubauen, ist schlichtweg unseriös.

Als Psychotherapeutin habe ich zur Übergenüge Opfer dieser Maßnahmen vorgefunden: Etliche hatten massive körperliche Probleme, wie schlecht verheilende Wunden, nicht nachlassende Schmerzen, Empfindungsstörungen in den operierten Körperteilen, längerfristige Probleme mit den Implantaten. Viele aber erlebten nach einem ersten Hochgefühl nach der Operation, dass ihre zugrundeliegenden Selbstzweifel, Unsicherheiten und Selbstabwertungen zurückkehrten.

Auch Männer unterliegen dem »Schönheitswahn«. Die Haare müssen voll sein, der Körper muss vor Muskeln aus allen Nähten platzen, der Penis muss eine umwerfende Größe haben. Auch hier werden Maßnahmen ergriffen, die die Gesundheit bedrohen: Der Penis wird operiert, der Körper mit Anabolika vollgepumpt usw.

Die Psychotherapie muss hier eine große Arbeit leisten. Ihr Fazit muss sein, dass die Menschen verstehen, dass sie einem Fake auf den Leim gehen.

Hier eine von etlichen Internetadressen zur Unterstützung der Therapie:

https://www.pinterest.de/kristinkaltenhaeuser/stars-vorher-nachher-ugeschminkt/

Die Erkenntnis muss sein: Das Bild Inanna (s. S. 107) ist ein Ausdruck innerer Haltung. Die Patientin hatte nie vor, so auszusehen wie sie, sie wollte sich so fühlen.

Das Bild Liz Taylor ist die reine äußere Form, die geschönt und unrealistisch ist. Sie ist nicht Ausdruck einer inneren Selbstsicherheit, sondern ein Symbol der veräußerlichten Maske.

Bitte betrachten Sie das Bild einer Wiese (s. »Die Blumenwiese«, S. 52). Sollten Sie eine Distel sein, bitte ich Sie, nicht zu versuchen, sich zur Rose umformen zu lassen (geht ja nicht), sondern konzentrieren Sie sich auf die Besonderheit und Schönheit einer Distel und betonen Sie diese.

Ich will es mir nicht mit allen verderben, deshalb noch der folgende Hinweis: Die Schönheitschirurgie hat einen sehr großen Vorteil und damit eine wesentliche Daseinsberechtigung, was ich hier nicht übergehen möchte. Sie hilft ernsthaft verunstalteten Menschen zu besserer Lebensqualität: Unfall- und Verbrennungsopfer; Frauen, die von ihren Männern mit Säure übergossen wurden und dergleichen. Und für solche Fälle bin ich glücklich, dass es Menschen gibt, die diese Kunst beherrschen.

Zurück zu Liz Taylor. Die Patientin, welche die Schauspielerin gewählt und mit der ich die Problematik in der Länge und der Breite besprochen hatte, fragte mich schließlich: »Soll ich mich jetzt vielleicht auch gar nicht mehr schminken und mir nicht mehr die Haare färben? Was darf ich denn dann noch machen?« Abgesehen davon, dass es nicht eine Frage des »Dürfens« ist, ist diese Frage wirklich nicht einfach. Es ist eine Frage nach der Grenze, ab der eine Veränderung des Äußeren nicht mehr der natürlichen Persönlichkeit entspricht (ab der also eine Distel Rosenblätter angenäht bekommt) und ab der es gesundheitlich gefährlich wird und vor allem, ab der nur und ausschließlich das äußere Erscheinungsbild bedient wird unter Missachtung der inneren Befindlichkeit.

Wenn Selbstsicherheit allein am äußeren Erscheinungsbild festgemacht wird, wird die gesamte innerpsychische Landschaft ignoriert und übersprungen.

Korrektur negativer Assoziationen zu sinnvollen Therapiezielen
Eine häufige Schwierigkeit, gerade zu Beginn der Behandlung, wenn die Probleme und ihre Lösung durch die Zielformulierung erörtert werden sollen, ist die Tatsache, dass unsere PatientInnen gerade diese Wünsche nach Erlösung als negativ und »schlecht« konnotieren: Selbstsicherheit ist Egoismus, Stolz auf sich ist Arroganz, Ausruhen und Nichtstun sind Faulheit, einmal nicht funktionieren mögen ist Ergebnis eines inneren Schweinehundes.

Kurz: Alles, was einem Menschen zu einem leichteren und glücklicheren Leben verhilft, ihn zu einer besseren Mutter, einem besseren Vater macht, ihn liebenswerter macht, ihn selbstsicher macht, ist nicht selten verboten bzw. besudelt. Hinter diesen Bewertungen verbergen sich Gesetze und Regeln, die weder dem betroffenen Individuum noch der Allgemeinheit dienen, sondern nur einer Gruppe von Menschen, die verunsicherte, unterwürfige und schuftende Menschen für ihre Interessen brauchen. Phantasieren Sie selbst, welche das sein könnten.

Es ist notwendig, diese Verzerrung von eigentlich (lebens-)wichtigen Eigenschaften und Fähigkeiten zu korrigieren.

Und aus dem Bereich der Imagination sind etwa die Beispiele »Der faule Hund«, »Der böse Wolf« sowie das Bild von »Frau Liebernich« hilfreich. Ebenso können Erinnerungsbilder (s. Kapitel zur Arbeit mit Erinnerungsbildern, S. 182) herangezogen werden.

2.2.2.2 Geführte Imagination

Es gibt zahllose Literaturbeispiele zur geführten Imagination. Dabei werden den PatientInnen – meist unter Entspannung – Bilder, Phantasiereisen und dergleichen angeboten. Ich darf dabei auf die Literatur verweisen (Kirn et al. 2015).

Ich habe, was diese geführten Phantasien anbelangt, aber auch einige schwierige Erfahrungen gemacht, denn bei sehr sensitiven und phantasievollen Menschen können solche vorgegebenen Darbietungen durchaus problematische Wirkungen haben.

Hier eine persönliche Erfahrung: Ich hörte einmal eine Audiokassette mit einer geführten Imagination zur Stärkung des Unterbewusstseins an. Dabei fiel der Satz: »Ihr Unterbewusstsein fährt fort …« (irgendetwas zu tun). Das reichte für mich aus. Ich sah mein Unterbewusstsein figuriert durch mich als junge Frau in einem Auto sitzen, eine Gebirgsstraße entlang- und fortfahren. Weg war es, mein Unterbewusstsein. In der Imagination habe ich den Begriff »fortfahren« wörtlich genommen und bebildert – ein Phänomen unseres Gehirns. Ich habe dann mit Gegenbildern gearbeitet und mir versichert, dass mein Unterbewusstsein wieder zu mir zurückkommt und nur kurz fortgefahren ist. Das gelang auch in der Imagination. Aber das Bild hat mich nachhaltig beschäftigt.

Einer Patientin passierte Folgendes: Ich schilderte ihr eine Wiese, auf der sie liege. Da war ich noch sehr unerfahren und präsentierte ihr dieses Bild, das ich in einem Buch gefunden hatte, ohne sie vorher zu fragen, ob sie gerne auf einer Wiese liegt. Sie unterbrach mich sehr schnell, stand auf, lief im Raum umher und schüttelte sich. Sie möge sich nicht auf eine Wiese legen, weil es dort Zecken gibt. Eine Freundin von ihr habe einmal einen Zeckenbiss erlitten und sei infolgedessen an einer schweren Meningoenzephalitis erkrankt.

Eine weitere Patientin ist zu mir gekommen und berichtete von einer Wochenendveranstaltung, bei der der Leiter eine solche geführte Imagination dargeboten hatte. Er habe der Gruppe erklärt, welche wesentliche Bedeutung das Herz für jeden Menschen habe. Dabei habe er Zitate aus der Umgangssprache gebracht, wie »sich ein Herz nehmen«, »hab doch ein Herz für andere«, »ein herzlicher Mensch«, »ein herzloser Mensch« etc. Dann habe er die TeilnehmerInnen gebeten, Kontakt mit ihrem Herzen aufzunehmen und zu spüren, wie das Herz schlägt. Die Patientin habe aber diesen Herzschlag nicht gefühlt, und dann kam ihr in den Sinn, dass das bedeuten könnte, dass sie vielleicht »kein Herz« habe, sie also ein herzloser Mensch sei. Das hat sie schwer erschreckt und verunsichert, und sie konnte sich von dem Gedanken, ein herzloser Mensch zu sein, nicht lösen.

Sie war dabei zudem ohne Hilfe, konnte nicht aufgefangen werden.

So kam sie zu mir. Sie war ernsthaft verstört, was ein Hinweis darauf ist, wie potent Phantasiearbeit ist und in wie tiefe emotionale Bereiche sie eingreift.

Diese Beispiele zeigen, dass die TherapeutIn unbedingt vorher die PatientInnen zu den geplanten Bildern befragen sollte. Zudem sollte man diese Art der Phantasiearbeit nie in einem Umfeld durchführen, bei dem eine Betreuung der PatientIn nicht möglich ist.

Hinweis: Die Führung durch eine imaginierte Szene kann von der TherapeutIn vor-gesprochen werden. Sie kann auch auf ein Band aufgenommen werden, welches sich die PatientIn mit nach Hause nimmt und dort für sich immer wieder anhört. Dies ist eine etablierte Maßnahme, nicht nur aus der Traumatherapie.

Es folgt eine Auswahl an Beispielen für mögliche geführte Imaginationen und Phantasiereisen.

Das gelungene Verhalten

Das selbstsichere Rollenspiel

Es kommt vor, dass eine PatientIn, mit der die TherapeutIn ein Rollenspiel machen möchte, um eine soziale Situation zu bewältigen, beispielsweise bei der Durchführung des TSK (Güroff a. a. O.), diese Situation nicht üben kann. Selbst bei einer sogenannten einfachen Szene, wie dem Fragen nach einer Straße, kann sie blockieren. Die Gründe sind vielfältig und werden in der Behandlung natürlich reflektiert.

Eine Möglichkeit, eine Blockade aufzulösen, besteht in der geführten Imagination.

Die TherapeutIn bespricht zunächst mit der PatientIn minutiös den Ablauf der entsprechenden Szene auf der Handlungs-, der kognitiven, der körperlichen und der emotionalen Ebene. Erst dann präsentiert sie diese Szene der PatientIn in der Vorstellung als inneren Film.

Sie sagt etwa: »Bitte stellen Sie sich diese Szene nun vor: Sie gehen auf einer belebten Straße entlang; es ist angenehmes sonniges Wetter; die Menschen scheinen guter Dinge zu sein. Sie selbst tragen Ihr blaues Kleid, in dem Sie sich so wohlfühlen und Sie sind zufrieden mit Ihrer Frisur. Sie sehen weiter vorne eine ältere Dame entlangschlendern, die Ihnen entgegenkommt. Sie hat ein freundliches

Gesicht und wirkt auf Sie zufrieden. Sie gehen langsam auf diese Dame zu. Nun merken Sie, dass sie auf Sie aufmerksam wird und Sie anschaut. Sie nehmen wahr, dass ihr Gesicht freundlich bleibt. Auch sie wird langsamer. Was spüren Sie?«

P: »Mein Herz schlägt unruhiger, mein Kopf beginnt leicht zu zittern und mein Gesicht wird heiß.«

Th: »Diese körperlichen Reaktionen kennen Sie, und Sie denken sich nun: ›Ja, euch kenne ich, ich spüre euch, ich mag euch nicht, aber ich gehe jetzt mit euch weiter auf diese Dame zu. Ich konzentriere mich auf das Gesicht dieser Frau.‹ Bitte versenken Sie sich nun in diese Gedanken. Was fühlen Sie?«

P: »Ja eben, diese körperlichen Reaktionen sind da, aber ich sehe auch die Frau. Es ist mir etwas leichter; ich bin etwas mutiger, weil ich ja sehe, dass die nicht wegrennt oder mich auslacht oder böse schaut.«

Th: »Sehr gut; so ist es gut. Sie haben diese Ihre Körpergefühle dabei wie ein kleines Rudel von Hündchen an der Leine (Das Bild war vorher erarbeitet!!) und gehen weiter auf die Frau zu. Sie schauen sie an, heben Ihren Kopf, halten sich ganz aufrecht, werden langsamer, bleiben schließlich vor ihr stehen. Die Frau hat erkannt, dass Sie etwas von ihr wollen und bleibt ebenfalls stehen. Sie sagen zu ihr: ›Grüß Gott (wir sind in Bayern; woanders sagen Sie vielleicht ›Hallo‹ oder ;Guten Tag‹ oder ›Moin‹ …), ich suche den Hauptbahnhof. Können Sie mir da helfen?‹ Sie stehen ruhig vor der Frau, lächeln sie leicht an; die Frau nickt und lächelt zurück und zeigt mit dem Finger in eine Richtung und sagt vielleicht: ›Sie sind kurz davor, dort um die Ecke ist der Bahnhof.‹ Sie nicken ihr zu, sagen ‚Vielen Dank‹, wenden sich ab und gehen weiter, langsam, immer noch mit erhobenem Kopf. Und nun denken Sie über das Geschehene nach, indem Sie sich klarmachen, was Ihnen gelungen ist. Sie denken: Die Hündchen waren dabei, aber ich konnte reagieren und handeln. – Wie fühlt sich das an?«

P: »Ich bin zittrig, aber ich denke wirklich, dass das zu schaffen ist. Das müsste gehen; viel brauche ich ja nicht zu tun. Die Hauptsorge ist jetzt eher, dass ich nicht weiß, wie die Frau in der Wirklichkeit reagiert.«

Th: »Das testen wir zwei jetzt.«

Beide gehen auf die Straße und machen die Übung.

Das imaginative Training

Diese Form der genauen Vorstellung eines Ablaufs einer Szene ist allgemein eine Hilfe bei der Vorbereitung von Handlungsabläufen, nicht nur, wenn Angst im Weg steht (sic!).

Wir wissen, dass die geführte Imagination eine enorme Unterstützung beispielsweise für SportlerInnen ist. Sie üben minutiös in der Vorstellung, wie sie etwa beim Weitsprung den Sprint von Beginn an gestalten, wie sie den Absprung vollziehen, wie sie im Sand landen. Hilfreich ist, wenn sie einen Coach, eine TrainerIn, eine FreundIn oder eine TherapeutIn haben, die diesen Ablauf vorspricht.

Auch hier ist es hilfreich, wenn diese Szene auf einen Audioträger gesprochen wird und sich die SportlerIn das Band immer wieder in Ruhe anhört.

Führung durch positive Bilder

Diese »Vertiefung« dient der intensiven Verankerung von heilenden und hilfreichen Imaginationen. Alle inneren Bilder, die unter 2.2.1 dargestellt wurden, können im Rahmen der geführten Imagination präsentiert werden.

Ich greife hierzu beispielhaft noch einmal das Bild der Patientin auf, die sich einen wunderschönen sicheren Ort geschaffen hat: die grüne Wolke oben am Himmel, wo niemand hinkommen kann (s. »Die grüne Wolke«, S. 119).

Führung zur grünen Wolke

Dieses Bild kann die Therapeutin nach genauer Vorbesprechung mit der Patientin aufgreifen und ihr schildern. Hilfreich ist, wenn die beiden auch den Weg vom aktuellen Ort auf der Erde zur Wolke und wieder zurück vorher klären.

Sie kann dann die Patientin etwa bitten, sich bequem hinzusetzen und sich führen zu lassen. Gleichzeitig macht sie sie darauf aufmerksam, dass sie sofort unterbrechen kann, wenn in dem »Film« etwas nicht stimmig werden sollte. Nach diesem wichtigen Hinweis kann die geführte Imagination beginnen.

Etwa so: »Bitte stellen Sie sich nun vor, wie Sie hier im Raum bei mir sitzen. Sie spüren den Sessel, der Sie trägt, Sie hören meine Stimme, Sie wissen, dass der Raum hier jetzt ganz uns gehört, und die Stimmen oder Schritte auf dem Flur gehen vorbei. Im Raum ist es, abgesehen von meiner Stimme ganz ruhig. Stellen Sie sich nun vor, dass sich eine Wolke, weich und zartgrün, wie durch ein Wunder in dem Raum niedersenkt (es kann auch sein, dass die Vorbesprechung ergeben hat, dass erst ein Fenster geöffnet werden soll, durch das die Wolke ins Zimmer kommen kann; dann kann die Therapeutin fragen, ob allein die Vorstellung vom geöffneten Fenster reicht oder ob dieses real geöffnet werden muss; Letzteres kann die Imagination vertiefen helfen). Wenn diese Wolke gelandet ist, gehen Sie auf sie zu und lassen sich auf ihr nieder. Nun schwebt sie mit Ihnen hoch. Sie kann ganz leicht durch die Wand (das Fenster) weiter nach oben schweben, über die Dächer über die Bäume über die ganze Stadt, bis sie an dem Ort am Himmel ist, der Ihnen am meisten behagt. Fühlen Sie, wie Sie getragen werden, wie weich und doch fest und sicher Ihre Unterlage ist, wie bequem Sie liegen (sitzen). Und nun nehmen Sie wahr, wie gut es dort oben ist: Eine zweite kleine Wolke zieht über Sie und spendet Schatten; es duftet nach Minze, und Sie können fühlen, wie sicher und geschützt Sie an diesem Ort sind (noch einmal: Auch das Erleben war vorbesprochen, es wird nicht suggeriert). Bitte nehmen Sie diese Gefühle und das, was Sie körperlich spüren, genau wahr. Genießen Sie dies. Das ist Ihr Ort, Ihr Bild, das sind Ihre Erlebnisse. Hier können Sie immer wieder zurückkehren.«

Die Patientin möge noch eine Weile im Bild bleiben, um dann, wie aus einer Entspannung, in die Erfahrung der Gegenwart zurückzukehren. Die Therapeutin bittet sie, sich innerlich darauf vorzubereiten, sich zu dehnen, zu räkeln, tief durchzuatmen und die Augen, falls sie denn geschlossen waren, zu öffnen.

Es empfiehlt sich, die Erfahrungen gemeinsam im Anschluss zu reflektieren.

Ein Hinweis: Eine solche Phantasiereise ist sehr intensiv und kann vorher nicht bedachte Aspekte aufkommen lassen. Während ich dies hier schreibe und selbst tief in der Imagination bin, merke ich, wie mir (und jetzt und hier nur mir!) der Gedanke kommt, was denn wäre, wenn da ein Flugzeug käme oder ein Satellit. Ich stelle mir jetzt vor, dass die Patientin unterbricht und diesen neuen Gedanken ausspricht. Dann könnte die Therapeutin sagen: »Das ist das Besondere am geschützten Ort, der in Ihrer lebendigen Phantasie existiert. Er ist für andere unerreichbar, unantastbar und unsichtbar. Flugzeuge fliegen irgendwo herum, treffen aber niemals auf Ihre Wolke. Und die schärfsten Radioteleskope schauen an Ihrer Wolke vorbei. Wie fühlt sich das für Sie an? Gelingt Ihnen diese Vorstellung?«

Die Idee des Unsichtbaren hat Menschen schon immer, auch in ihren Mythologien, beschäftigt. Wie wir beispielsweise aus der Astrophysik zur dunklen Materie wissen, ist diese Idee nicht einmal so abwegig.

Die Angstexposition in sensu

Eine seit Langem etablierte geführte Imagination der Verhaltenstherapie ist die Darbietung eines angstmachenden Bildes im Rahmen einer Exposition in sensu, mit anderen Worten: eine Darbietung in der Vorstellung.

Bereits in den 40er Jahren des vorigen Jahrhunderts hat Joseph Wolpe (Wolpe 1977) die Technik der systematischen Desensibilisierung entwickelt. Er präsentierte den in Entspannung befindlichen PatientInnen in steigender Schwierigkeit hinsichtlich der Stärke der Angst (Hierarchie der Angst) Situationen in der Vorstellung. Diese sollten bei einer Angstreaktion den Finger heben und sie der TherapeutIn damit anzeigen.

Wolpe unterbrach dann die Präsentation, instruierte die Entspannung und schilderte anschließend erneut das Bild.

Die Exposition in sensu wird heute noch praktiziert für Situationen, die nicht realiter aufgesucht werden können, zum Beispiel bei Prüfungsängsten. Allerdings wird hierbei heute auf die Entspannung bei der Vorstellung verzichtet und stattdessen während der Präsentation in sensu die Bewältigung der Angst erarbeitet. Dazu findet sich ausreichend Literatur (zum Beispiel Margraf & Schneider

2018). Hier soll nur so viel an Hinweisen ausreichen: Wie bei allen geführten Imaginationen, die nicht genau vorbesprochen wurden, können auch hier bei PatientInnen unvorhersehbare Reaktionen auftreten. Eine globale und unkonkrete Präsentation muss vermieden werden.

Ich will daher ein Beispiel einer gelungenen Präsentation einer Angstsituation in der Vorstellung darstellen.

Prüfungsangst: Ente, Gans und Pudding

Die Patientin, eine Studentin der Medizin, hatte sich wegen ihrer Prüfungsängste vorgestellt, die vorwiegend auf mündliche Prüfungssituationen bezogen waren. Eine der Situationen, die sie geschildert hatte, sah zunächst so aus:

»Ich bin für die mündliche Prüfung in Histologie bei dem Prüfer Professor Unfried Gemeiner eingeteilt. Der ist bekannt für seine herablassende und abwertende Art. Er säuselt gerne mit den schönen Studentinnen; allerdings ist er in der Prüfung dann doch gnadenlos. Wer nichts weiß, auch die Schönen, fliegt durch.«

Um daraus eine geführte Exposition in sensu konstruieren zu können, muss die Situation so konkret wie möglich gestaltet werden nach den Fragen: wer, wie viele, wo, wann, wie, und es ergab sich die folgende Szene: Die Patientin sitzt zusammen mit drei anderen Prüflingen, die sie aus dem Kurs kennt, nebeneinander an einem Tisch. Ihnen gegenüber sitzt Professor Gemeiner und neben ihm eine Prüfungsbeisitzerin. Der Professor schaut ernst bis unfreundlich. Die Prüfung beginnt er mit dem Satz, den er an die Patientin richtet und für den er bekannt ist: »Na, dann wollen wir mal sehen, was Sie alles nicht wissen« und lacht schallend. Die Beisitzerin schaut ihn an und lächelt ihm zu.

Dies ist eine von mehreren Szenen, und sie ist in der Hierarchie der Angstsituationen der Patientin sehr hoch oben, d.h., sie macht (verständlicherweise) viel Angst. (Hinweis: Sie ist nicht die erste bearbeitete Situation, sondern vielleicht die sechste. Die Patientin hat also schon einen gewissen Grad an Entängstigung erfahren.) Die geführte Imagination kann nun gut eingeleitet werden.

Die Therapeutin sagt etwa: »Wir wollen nun einmal die Situation miteinander durchgehen und anschauen. Wir können miteinander sprechen. Bitte stellen Sie sich nun die Szene vor.«

Sie schildert genau die oben beschriebene Situation; sie fügt nichts hinzu und lässt nichts weg. »Gelingt Ihnen die Vorstellung?« – Wenn die Patientin nickt, dann fragt sie: »Welche Gefühle sind beim Betrachten entstanden?«

P: »Ich habe furchtbar Angst.«

Th: »Was genau in der Szene hat die Angst entstehen lassen?«

P: »Es fing schon an, als sich die drei anderen neben mich gesetzt haben.«

(Hinweis: Wie so häufig besteht die zunächst geschilderte Situation aus mehreren »Hotspots«, also aus mehreren Einzelsituationen, die Angst erzeugen. Diese sollten auch einzeln aufgegriffen und präsentiert werden.)

Th: »Gut, dann heben wir einmal nur diesen Teil der Szene hervor. Kennen Sie diese Personen?«

P: »Ja, die sind furchtbar; und meine größte Angst ist, dass ich ausgerechnet mit denen zusammen in der Prüfung sitzen muss.«

Th: »O.k. Bitte schildern Sie mir, was Sie gesehen haben, wie sehen sie aus, was tun sie, wie verhalten sie sich?«

P: »Die kommen kichernd rein.«

Th: »Wer sind die?«

P: »Das sind zwei Frauen und ein Mann. Die Frauen haben sich total geschminkt und gestylt; die eine hat einen sehr kurzen Rock an. Und nach Parfüm riecht eine. Der junge Mann ist unauffällig, etwas dick mit Brille. Er schaut mich gar nicht an, alle drei schauen mich nicht an. Sie kichern und schnattern und verständigen sich über die Bücher, die sie alle noch schnell gelesen haben; zu denen bin ich gar nicht mehr gekommen.«

Th: »Was geht nun in Ihnen vor sich?«

P: »Ich denke, dass ich bestimmt durchfallen werde. Der Gemeiner säuselt immer so herum mit den schönen Studentinnen. Und von den Männern haben nur die farblosen und unattraktiven eine Chance. Und ausgerechnet die hocken jetzt neben mir. Ich möchte gehen. Mir wird schlecht, ich möchte weinen. Ich fühle mich hässlich und verängstigt und verlassen.«

Th: »Können Sie den dreien einen Namen geben? Irgendetwas, was Ihnen einfällt?«

P: »O. k: Die heißen jetzt Ente, Gans und Pudding.«

(In der Phantasie ist alles möglich und alles erlaubt. Und: Die Namensgebung erleichtert die Imaginationsarbeit sehr. Und wer der Pudding ist, scheint klar!)

Die sich anschließende imaginative Führung ist die Führung durch dieselbe Situation mit Bewältigungsvorstellungen.

Th: »Bitte nehmen Sie sich nun Zeit und folgen Sie der Bildergeschichte, die wir zusammen erarbeitet haben und die ich Ihnen jetzt erzähle.

Sie sind als Erste im Prüfungsraum angekommen und sitzen an Ihrem Platz. Diesen Moment hatten wir schon bearbeitet. Sie hatten gute Bewältigungsstrategien gefunden. Sie haben Gedanken wie: Ich bin gut vorbereitet; und es ist gut, dass ich jetzt da bin, dass es jetzt auch bald losgehen kann. Ich sitze bequem. – Fühlen Sie, wie Sie atmen. Alles in Ihrem Körper, alle möglichen Reaktionen können Sie wahrnehmen und Sie denken sich: Das ist in Ordnung, mein Herz schlägt, und die nassen Hände sind da, mein Gehirn arbeitet trotzdem gut. – Wie geht es Ihnen damit?«

P: »Gut, ich kann das. Ich fühle mich etwas aufgeregt, aber ausreichend sicher; ich spüre, wie froh ich bin, dass ich den ganzen Mist jetzt bald hinter mir habe.«

Th: »In Ordnung. Nun öffnet sich die Tür. Sie hören das Kichern und Reden; Sie riechen das Parfüm; Sie drehen sich um und sehen Ente, Gans und Pudding hereinkommen. Die sind mit sich befasst, schnattern und zählen die Bücher auf, die sie ganz schnell noch gelesen haben. Keiner schaut Sie an. Können Sie Ihre Gefühle wahrnehmen, auch jetzt?«

P: »Ja, das Herz rast, die Hände sind klatschnass.«

Th: »O.k., das ist gut. Sie erlauben sich nun diese körperliche Reaktion, Sie nehmen sie genau wahr, atmen dabei weiter und sagen sich: Neben dem, was ich da spüre, spüre ich auch das Gefühl, ruhig genug zu sitzen, und mein Gehirn funktioniert. Ich sehe den Raum, die Fenster, ich höre das Geschnatter, ich rieche das Parfüm, ich spüre meine Atmung. – Überlegen Sie, ob es nötig ist, die anderen um Ruhe zu bitten oder ob Sie sie so weit außerhalb von sich wahrnehmen können, dass es egal ist, ob sie schnattern oder sonst was von sich geben. Können Sie das hier und jetzt entscheiden? Besprochen haben wir beides.«

P: »Oh, ich spüre jetzt eine ganz gute Distanz zu denen. Das hilft mir viel, ich kann das geschehen lassen.«

Th: »Super, das freut mich. Nun gehen Sie wieder in die Situation. Das Schnattern der anderen ist nur noch eine Geräuschkulisse. Nun konzentrieren Sie sich auf den Gedanken zum Professor Gemeiner: Ich weiß, dass er mit Studentinnen säuselt und sich von ihnen bezirzen lässt. Aber der ist so gestrickt, dass er das zwar genießt, aber den Frauen dann trotzdem genüsslich eine reinwürgt, wenn sie nicht gut sind. Er ist fies als Mensch, aber als Prüfer ist er insofern eigentlich o. k. – Diese Gedanken lassen Sie nun bitte ganz tief in sich wirken. Was fühlen Sie jetzt?«

P: »Ich werde ruhiger, viel ruhiger.«

Th: »Super, so ist es gut. Bleiben Sie noch bei diesem ruhigen Gefühl, spüren Sie, wo es im Körper am deutlichsten ist, wahrscheinlich über dem Herzen (die Patientin nickt) und fühlen Sie diesen Ort.«

Die Patientin lächelt, öffnet die Augen.

Die Therapeutin bittet die Patientin, diesen inneren Film zusammen mit der Bewältigung zu Hause immer wieder ablaufen zu lassen.

Eine solche geführte Imagination kann, wenn sie sich in der Therapiestunde als hilfreich erwiesen hat, auf Band aufgesprochen werden. Das macht die Hausaufgabe leichter.

Die Imaginationsarbeit ermöglicht oft Erkenntnisse und Entdeckungen, die allein durch Nachdenken schwer zu eruieren sind. So kann die Patientin durch die genaue bildhafte Imagination auf die hilfreiche Erinnerung kommen, dass der Professor Gemeiner in der Prüfung selbst gar nicht so ungerecht ist. Sprich: Gut Vorbereitete haben bei ihm durchaus eine Chance, auch wenn sie nicht gestylt sind wie ein Model.

Dieses Beispiel einer Präsentation ist, wie erwähnt, aus der erarbeiteten Hierarchie herausgenommen. Das nächste Item war die Befragung der Patientin durch den Herrn Professor, bei der Ente,

Gans und Pudding zuhören und durch Tuscheln und Fingerheben verdeutlichen, wie gut sie die Antwort wissen.

2.2.2.3 Kommunikation mit den Gestalten im Bild

Es gibt viele Möglichkeiten, mit den inneren Bildern umzugehen. Eine davon ist sehr wesentlich: die Kommunikation, das innere Zwiegespräch mit den Gestalten, die da auftauchen. Dies kann im ermutigenden und positiven inneren Gespräch stattfinden oder in der Auseinandersetzung mit Gestalten, die unerwünschte Gefühle oder Anteile versinnbildlichen. Wie bereits erwähnt, handelt es sich dabei um ein Sichtbarmachen der Vorgehensweise bei der KVT: Zielführende und positive Selbstinstruktionen und Selbstermutigungen werden gesucht und geübt im inneren Dialog. Den als selbstabwertend und destruktiv entlarvten Gedanken werden ermutigende gegenübergestellt (Wilken 2019).

Die TherapeutIn kann bei dieser Arbeit unterstützen und über gezielte Fragen die Kommunikation in Gang bringen und aufrechterhalten helfen.

Die unterstützende, helfende Kommunikation

Alle Gestalten, die ich beispielhaft im Kapitel »Schutz, Trost und Stärkung« dargestellt habe, eignen sich zum inneren Zwiegespräch, auch Tiere und Pflanzen. Und alle antworten. Es entwickeln sich dabei wunderbare Dialoge. Besonders eindrucksvoll erlebte ich die Tatsache, dass diese inneren Schutzgestalten sehr zielführende und angemessene Ratschläge erteilten.

Ich erkläre mir das mit einer meiner Grundüberzeugungen zur menschlichen Seele: Ich bin sicher, dass jeder Mensch in sich eine Weisheit angelegt hat, die ihn lebensfähig macht (s. Vorwort). Wenn der »richtige« Trigger gesetzt wird, also eine Person oder Gestalt, deren Anliegen es ist, zu helfen und zu stützen, zu ermutigen und aufzubauen, werden diese angelegten Weisheiten auch aktiviert. Sie sind nur verschüttet durch Personen in der Lebensgeschichte, die Angst gemacht, Freude gestört, beschämt oder entmutigt hatten.

Die Therapeutin im Therapiezimmer und auf der Schulter

Eine mir bekannte Psychoanalytikerin hatte mir erzählt, dass sie ihren PatientInnen empfahl, sie mögen sich in schwierigen Lebenssituationen immer fragen, was sie ihnen jetzt raten würde. Sie hat sich also gewissermaßen selbst als Hilfsgestalt installiert. Das hat mir gut gefallen, und ich habe das auch immer wieder angeboten in meiner Arbeit. Aber noch lieber war mir der Versuch, mit meinen PatientInnen eine selbstgenerierte Hilfsgestalt zu suchen. Es könnte ja sein, dass sie lieber auf eine Gestalt in ihrem Inneren zugreifen wollen und sich von der TherapeutIn unter Druck gesetzt fühlt, wenn diese sich anbietet. Eine PatientIn mit Neinsageproblemen könnte hier durchaus in die Not geraten. Wie erwähnt kamen etliche selbst auf die TherapeutIn, wie auch die folgende Patientin:

Diese hatte als Schutzbild ihre Therapeutin gewählt. Sie sah sie auf zweierlei Weise: Zum einen sah sie sich vor sich sitzen wie im Therapieraum. Zum anderen sah sie sich selbst von außen mit einer kleinen Therapeutin auf der Schulter. Mit beiden ging sie außerhalb der Therapiesitzungen in einen Dialog. Entweder setzte sie sich der Therapeutin gegenüber und befragte sie; oder sie spürte die Therapeutin auf ihrer Schulter und hörte, wie diese ihr ins Ohr flüsterte, was sie tun sollte.

»Gestern stand ich wieder meinem Chef gegenüber, der irgendwas anfing zu reden, und ich merkte, wie die Angst in mir hochkroch. Da spürte ich Sie auf meiner Schulter sitzen und hörte Ihre Stimme im Ohr. Sie sagten mir, dass ich jetzt ganz bewusst auf meinen Körper achten und ihm dabei fest in die Augen schauen soll. Das hat echt geklappt. Ich habe einfach warten können, bis er ausgeredet hat und gemerkt, dass es gar nichts Schlimmes war. Und, ob Sie es glauben oder nicht: Ich hatte den Eindruck, dass er ganz verwirrt war, weil er mich so nicht kennt. Er kam ins Stottern, und das hat mich gefreut.«

Das erwachsene Ich als Freundin

Eine Patientin war sehr geplagt von gedanklichen Selbstabwertungen und Selbstvorwürfen. Sie hatte im Verlauf der Behandlung ein Bild von sich selbst gefunden, das ihr gefiel, das ihr neue Aspekte, sich selbst positiv zu sehen, ermöglichte. Sie war sich selbst zur

Freundin geworden. Diese Ich-Freundin war eine Gestalt, die der lange gehegten und gepflegten quälenden Gestalt der inneren Kritikerin gegenübergestellt wurde. Sie sah sich auf einer Allee auf sich selbst zugehen; die Sonne schien, ein leichter Wind wehte und sie trug ein Kleid, welches sie sehr gerne mochte. Sie konnte sich als aufrecht und beschwingt gehend vorstellen, der Wind ließ das Kleid flattern und spielte in ihren Haaren. Sie sah sich lächeln und die Arme ausbreiten, wie sie zu sich selbst kam. Sie konnte sich auf meine Bitten hin vorstellen, wie sie sich in die Arme nahm. Und sie konnte ein Gespräch mit sich beginnen.

Das Ergebnis des Gespräches war, dass diese Ich-Freundin ihr zusicherte, dass sie bei ihr bleiben wolle, dass sie sie beraten könne, dass sie sie ermutigen und aufbauen wolle.

Die Patientin konnte die Ich-Freundin oft imaginieren und holte sich meist sehr sinnvolle Beratungen. Immer, wenn sie begann, sich wieder »in die Pfanne zu hauen«, bat sie die Freundin um Hilfe und Rat. Besonders wohltuend war diese innere Arbeit, wenn sie sich vorstellte, dass sie beide Arm in Arm diese Allee entlanggingen und miteinander plauderten. Da entstand ein außerordentlich wichtiger Leitsatz: »Das ist meine Welt, die allein mir gehört, und die ist das Wesentliche.« Und: »Ich habe ja mich, ich bin nicht allein.«

Das helfende Krokodil

Auch Tiere, Pflanzen und Gestalten aus der Welt der Märchen können mit uns in unserer Vorstellung reden.

Eine Patientin hatte eine Vorliebe für Krokodile und wählte ein solches als inneren Berater. Sie sah sich, wo auch immer sie sich befand, von ihm begleitet. Das gefiel ihr besonders: Auf der Straße, im Geschäft, bei der Arbeit, immer war dieses Tier bei ihr. »Und keiner sieht es; das ist mein Schatz.« Und auch sie redete mit ihm; sie bat nicht nur um Hilfe, sondern sie fragte das Krokodil auch, was es denn zum Beispiel von dem eitlen Kollegen halte. Und das Krokodil stimmte ihr fest zu und fand den Kollegen auch furchtbar eitel, aber es riet ihr sogleich, ihn einfach zu lassen, wie er ist, »denn der hat bestimmt kein Krokodil, der Arme«. Das war ein häufiger Satz des Schutztieres. So helfen uns unsere inneren BegleiterInnen und RatgeberInnen, uns auch von anderen zu distanzieren, nicht mehr im Gefühl der Verunsicherung und damit der Abhängigkeit vom Tun und Denken des Gegenübers zu verharren.

Die Kommunikation mit imaginierten belastenden Gefühlen

Ein zentrales Problem im psychotherapeutischen Prozess ist das Bedürfnis unserer PatientInnen, ihre als negativ erlebten Anteile und Gefühle, derentwegen sie auch meistens in die Therapie kommen, auszumerzen oder zumindest zu kontrollieren und unschädlich zu machen.

Dies ist ja nur zu verständlich, denn wir leiden alle unter den sogenannten »negativen« Gefühlen (s. Güroff 2016). Diese sind aber naturgegebene Fakten, die zu uns gehören, auch wenn wir sie nicht mögen. Sie haben grundsätzlich eine wichtige Signalfunktion, die bei der therapeutischen Arbeit sichtbar werden kann.

Die Eskalation dieser Emotionen ist der Anlass für das Aufsuchen einer Psychotherapie: die erlebte Ohnmacht Gefühlen gegenüber, die die Menschen belagern und ein Ausmaß erreicht haben, dass sie unerträglich erscheinen. Traurigkeit, Scham und Gewissensbisse werden zur Depression, Ängstlichkeit zu generalisierter Angststörung, Unruhe zu Panik, Unsicherheit und Selbstzweifel zu sozialer Phobie, Besorgtheit zu Zwang, Unzufriedenheiten mit dem Aussehen zu Essstörungen und körperdysmorphen Störungen, Unsicherheit gegenüber körperlichen Phänomenen zu Hypochondrie.

Zur Verdeutlichung folgende Bildsequenz, die ich vor Jahren im Internet gefunden habe (Quelle unbekannt):

Ein alter Cherokee sitzt mit seiner kleinen Enkelin am Lagerfeuer. Er sagt: »Im Herzen eines jeden Menschen gibt es zwei Wölfe, die miteinander kämpfen: Der erste ist Hass, Misstrauen, Feindschaft, Angst und Kampf. Der zweite ist Liebe, Vertrauen, Freundschaft, Hoffnung, Friede. Das kleine Mädchen schaut eine Zeit lang ins Feuer und fragt dann: »Welcher Wolf gewinnt?« Der alte Mann schweigt. Nach einer Weile sagt er: »Der, den du fütterst.«

Auf den ersten Blick ist das Bild bestechend und führt die LeserInnen sicher dazu, zu nicken und zu denken, »wie wahr«. Und es ist sicher auch sinnvoll, den zweiten Wolf zu füttern. Aber der erste

Wolf ist da; er existiert in der Seele der Menschen. Ich glaube nicht, dass man ihn aushungern kann. Ich glaube sogar, dass er dann seine Eigenschaften erst recht verstärkt zeigen wird. Er wird schließlich bösartiger und ernsthaft gefährlich, weil er ja ausgehungert ist.

Ich habe in meiner psychotherapeutischen Praxis etliche PatientInnen begleitet, die ihre »negativen« Gefühle oder, um das Bild zu bemühen, einen solchen Wolf in sich herumführten. Den Blick von ihm einfach abzuwenden hätte ins Unheil geführt.

Das heißt im Grunde, dass Menschen versuchen, etwas loszuwerden, auszumerzen, was definitiv eine menschliche Eigenart ist, die untrennbar mit unserem Sosein verbunden ist. Da können sich die Menschen »die Zähne ausbeißen«, wenn sie dagegen ankämpfen. Die Natur wird dabei immer siegen. Immer.

Dann sind Maßnahmen nötig, mit diesen Eigenarten umgehen zu lernen und sie anzunehmen. In meinem Buch zum TSK erwähne ich einen Satz von Alexander Lowen (Güroff 2016, S. 28), um dies zu verdeutlichen. Die Aussage bedeutet kurz gesagt: Nur die Bereitschaft, sich mit diesen ungeliebten Aspekten zu befassen, führt zum Erfolg, nicht nur im Individuum, sondern im Umgang der Menschen und der Völker untereinander.

Ich könnte hier alleine über dieses Thema ein ganzes Buch schreiben. Denn die Welt wird beherrscht von dem Ausmerzungsgedanken, der sich nicht nur auf individuelle Aspekte einer Person bezieht, sondern auf ganze Menschengruppen, auf Tiere, auf die Natur. Anstatt sich damit auseinanderzusetzen, wird das unerwünschte Andere bedroht, diffamiert, »weggemacht«. Dahinter verbirgt sich eine Angst: die Angst vor dem Kontrollverlust über das Unerwünschte.

Und es verbirgt sich eine Inkompetenz: die Inkompetenz, Unterscheidungen zu finden zwischen dem, was veränderbar ist, und dem, was akzeptiert werden muss.

Sie kennen vielleicht das »Gelassenheitsgebet«: »Gott gebe mir die Gelassenheit, Dinge hinzunehmen, die ich nicht ändern kann, den Mut, Dinge zu ändern, die ich ändern kann, und die Weisheit, das eine vom anderen zu unterscheiden.«

Und schließlich verbirgt sich dahinter eine weitere (narzisstische)

Inkompetenz: die Unfähigkeit, das Andere allgemein und in sich und die Anderen wertzuschätzen in ihrem Sosein, neben sich zu ertragen, ihnen Raum zu geben, sich selbst zu bescheiden.

Aber zurück zum Individuum, um welches es mir hier in diesem Buch ja geht. Das Ziel ist, erfahren und verstehen zu können, was diese Gestalt will, was sie braucht, was sie vorschlägt. Es geht also darum, diese Gefühle besser kennen- und mit ihnen umgehen zu lernen.

Der erste Schritt ist, sie zu imaginieren, in Bilder zu »verwandeln«.

Die TherapeutIn könnte fragen: »Sie berichten mir von ihrem Gefühl der Wut (etc.), die Sie vor allem auf Ihre ArbeitskollegInnen haben. Sie kennen ja meinen Vorschlag, dass wir versuchen, einmal in Bildern zu suchen. Fällt Ihnen ein Bild ein zu diesem Gefühl?«

Stellen wir uns nun vor, die PatientIn würde auf diese Frage keine Antwort finden. Dann ist es eine Annäherungshilfe, wenn die TherapeutIn sie bittet, sich einmal auf dieses Gefühl zu konzentrieren, es »größer« werden zu lassen. Sie rückt das Gefühl weg vom Erzählen hin zum Erleben und in den Fokus. Oft entsteht dann ein Bild aus der Phantasie oder aus der Erinnerung.

Im nächsten Beispiel will ich die Verbildlichung von Wut bei einer Patientin ausführlich schildern. Sie hat wie der Cherokee, den »bösen Wolf« gefunden. Des Weiteren soll dann ein Dialog zwischen der Patientin und dem bösen Wolf dargestellt werden.

Wut: Der böse Wolf

Ursprünglich war die Patientin zur Therapie gekommen, weil sie depressiv geworden war aufgrund der vielfältigen Ablehnungen durch andere. Die Patientin hatte schon vorher und lange unter Gefühlen wie Neid auf andere, Hass, Misstrauen gelitten. Sie zeigte sich anderen Menschen gegenüber aggressiv und griff sie an, beleidigte und verletzte persönlich. Der Therapieprozess war gut angelaufen, die therapeutische Beziehung tragfähig, die Depression relativ remittiert und die Patientin bereit und in der Lage, die Hintergründe und Zusammenhänge ihrer Problematik anzuschauen.

Sie schilderte unter anderen eine Situation am Arbeitsplatz, bei der es zu einem für sie typischen Konflikt gekommen war: Eine Kollegin, die nicht ihre Vorgesetzte ist, kritisierte ihre Arbeit; da seien zu viele Rechtschreibfehler in einem Brief, den sie geschrieben hatte. Die Kritik war sachlich richtig, was die Patientin mir gegenüber auch zugab. Sie schilderte mir ihre Gedanken, Gefühle und Verhalten: Die blöde Kuh solle sich doch zurückhalten, kritisieren dürfe sie nur ein Chef. Die seien alle so gemein und keiner könne sie leiden. Sie halte das nicht mehr aus hier. Sie fühle, wie eine unheimliche Wut in ihr hochsteigt, wie sie die Kollegin und alle nur noch hasst. Dann schreit sie die Kollegin an: »Dann mach doch du den Dreck, wenn du alles besser weißt. Außerdem machst du selber ständig Fehler und schmierst dich nur an den Chef ran, damit er dir nichts tut.« Sie wirft die Arbeit, an der sie gerade sitzt, auf den Tisch, nimmt ihre Tasche, verlässt den Raum und geht zum Arzt, um sich krankschreiben zu lassen. Zu Hause weint sie verzweifelt. Sie spürt, dass sie zu weit gegangen ist und nun wieder Schwierigkeiten geschürt hat.

Ich habe ihr dann die Fragen nach einem Bild gestellt, und sie fand das Bild des bösen Wolfs. In der Situation ist der böse Wolf zu stark, auch wenn sie ihr Verhalten später bereut.

Und nun bat ich sie, sich diesen bösen Wolf, der die Verbildlichung ihrer Gefühle der Wut und des Hasses ist, einmal anzuschauen, ihn zu beschreiben und ihm im Bild zu begegnen. Und ich bat sie, alles, was geschieht, was sie sieht und fühlt und tut, anzusprechen. Ich stellte immer wieder diese Fragen: Wie fühlen Sie sich, wie fühlt sich das an? Wie geht es weiter? Was geschieht jetzt?

Diese Fragen zeige ich im Folgenden als Fragezeichen.

Da steht ein räudiger ausgemergelter Schäferhund mit gesträubtem Fell, roten Augen und eingezogenem Schwanz, der seine Zähne zeigt, knurrt und zittert. Die Patientin sieht sich ihm gegenüberstehen und zögert. – (?) – »Ich habe Angst vor dem Biest; das sieht ja furchtbar aus. Der Wolf bewegt sich hin und her, schaut weg von mir, kommt nicht auf mich zu, wie wenn er vor mir auch Angst hätte. Stinken tut er auch noch. Furchtbar.« – (?) – »Die Angst wird jetzt weniger.« – (?) – »Ich ekle mich, kriege aber fast auch etwas Mitleid.« – (?) – »Jetzt spreche ich ihn mal an. Ich frage ihn, was er will. Er hechelt, wird unruhiger, antwortet aber nicht. Ich gehe auf ihn zu und bitte ihn, mit mir zu reden. Er zieht sich in eine Ecke zurück.« –

(?) – »Wir sind in einem Raum, wie ein Schuppen, in dem Zeug herumsteht.« – (?) – »Die Tür ist offen, aber hinter mir. Sonst ist niemand da.« – (?) – »Es ist dämmrig, aber durch die Tür hinter mir scheint Licht herein.« – (?) – Der Wolf hat sich jetzt hingelegt; er zittert. Ich trau mich näher ran. Ich überlege, was ich jetzt machen könnte. Vielleicht hat er Hunger und Durst. Vielleicht fehlt ihm was, und er ist deshalb so furchterregend und scheußlich.« –(?) – »Ich habe Leckerchen für Hunde in meiner Tasche und eine Flasche Wasser. In der Ecke steht eine Schüssel. Ich werfe ihm die Leckerchen hin und gieße Wasser in die Schüssel. Er stürzt sich darauf wie ein Wahnsinniger. Er frisst und säuft; ich gebe noch was nach, so lange, bis er fertig ist. Er rülpst (die Patientin hatte Humor) und legt sich hin. Jetzt schaut er mich an. Seine Augen sind nicht mehr rot, eigentlich ganz schön, fast bernsteinfarben.« – (?) – »Ich will endlich wissen, was der hat, aber er redet nicht mit mir. Jetzt habe ich die Idee, dass wir zwei vor die Tür gehen könnten. Das sage ich ihm. Jetzt winselt er und drückt sich in die dunkelste Ecke. Der hat ja mehr Angst als Verstand.«

Als sich die Therapiestunde dem Ende zuneigte, bat ich die Patientin, einen vorläufigen Abschluss zu suchen mit dem Wolf. – »O.k., ich sage ihm, dass ich wiederkomme, dass ich ihm wieder etwas zu fressen und zu trinken bringe. Er nickt; tatsächlich, er nickt. Er legt sich hin und schließt die Augen und klopft kurz mit dem Schwanz auf den Boden.« – (?) – »Meine Angst ist weg; ich bin etwas traurig, weil er mir so leidtut. Und ich ahne, dass das etwas mit mir zu tun hat. Ich weiß es noch nicht, aber ich glaube, ich habe mich als Kind öfter hungrig, durstig und verängstigt gefühlt.«

Ich führte die Konfrontation mit dem Wolf noch etliche Sitzungen weiter, stets nach dem gleichen Schema.

Zusammengefasst ergab sich schließlich die folgende Geschichte: Der Wolf hatte auf die Patientin gewartet. Er schien sich zu freuen, als sie wieder in den Schuppen kam. Er hat noch lange nicht mir ihr geredet. Aber er ließ sich anfassen und streicheln und beide schienen sich immer mehr zu mögen. Schließlich sagte er, dass er Angst habe. Er habe Angst, wenn er unter Menschen muss, dass er mit Steinen beworfen und getreten und geschlagen wird. Er könne sich nur wehren und schützen, wenn er beißt.

Die Patientin musste im Verlauf viel weinen. Immer mehr tauchten Erinnerungen aus ihrer Kindheit auf, wo sie vom cholerischen Vater, aber auch von einem Lehrer und von MitschülerInnen oft bedroht, manchmal verprügelt und extrem verängstigt worden war. Sie habe sich oft weinend in ihr Zimmer zurückgezogen, habe als aggressives und schwer erziehbares Kind gegolten, weil sie andere getreten und geschlagen und die Erwachsenen immer frech angeredet habe.

Der Wolf war entlarvt und seine Funktion war deutlich geworden. Er hat die Patientin und mich geführt und aufgezeigt, was diese wirklich braucht.

Ich bin sicher, dass auch eine biographische Arbeit ohne die Imagination zu diesem Ergebnis der Erkenntnis geführt hätte, nämlich dass die Aggressivität der Patientin eine reine Schutzfunktion hatte, die sie davor bewahren sollte, unterzugehen.

Aber die Imagination war ungleich intensiver für sie. Sie konnte sich über das Bild gut mit diesem aggressiven Anteil in sich verbünden und erleben, dass seine Pflege zu einer Beruhigung führte. In der weiteren Therapie lernte sie, wie sie sich innerlich schützen kann, zum Beispiel gegen Kritik, wie sie sich ohne Aggressionen wehren kann, wie sie auch andere Anteile in sich aufleben lassen kann, die helfen, sie mit Menschen zu verbinden.

Später, bei Therapieende, fragte ich noch einmal nach dem Wolf. Er war ein schöner Wolfshund geworden mit glänzendem Fell. Er schützte sie weiter, aber er musste nicht mehr beißen; er begleitete sie und wurde ihr Vertrauter.

Nicht in dieser Ausführlichkeit will ich nun innere Bilder darstellen, die mir begegnet sind im Verlauf der Therapiearbeit, mit denen eine Kommunikation stattgefunden hat oder möglich gewesen wäre.

Störung des ungetrübten Gefühls: des Heiligen große Nase 

Der Patient einer Kollegin berichtete von einem verstörenden Erlebnis bei einer christlichen Meditation. Das Bild vom heiligen Antonius sei ihm vor Augen erschienen und er habe sich dabei immer mehr in spirituelle Erlebniswelten hineinbegeben wollen. Aber da wuchs dem Heiligen eine große Nase. Wie bei Loriot. Das Erleben war dahin. Das Gefühl der Spiritualität war zerstört, und der Patient versuchte natürlich mit allem ihm zur Verfügung stehenden Mitteln, diese Imagination abzudrängen, was aber nicht gelang.

Eine solche Erfahrung ist häufig: Da sucht man das reine, das tiefe Gefühl, will sich von den Niederungen der Welt abheben und zu wie auch immer gearteten großen Gefühlen finden. Und dann das.

Ich weiß nicht, wie die Kollegin weiter vorgegangen ist. Aber solche und ähnliche Erlebnisse kenne ich gut aus meiner Arbeit. Auch hier könnte man Antonius befragen. Er würde wahrscheinlich im folgenden Sinn antworten: »Suche mich weiter, erzwinge nichts, warte, bis dir ein religiöser Moment geschenkt wird. Er kommt, wenn es sein soll. Die reine ungetrübte Erlebniswelt kann nicht gefordert werden. Und solange ich eine große Nase habe, habe ich sie.«

Ich würde aber auch darüber hinaus weiter mit dem Patienten nach den Wurzeln suchen. Zum einen vermute ich, dass es ihm zu dem Zeitpunkt noch sehr schlecht ging. Ein depressiver Mensch sucht intensiv nach der ungetrübten Tiefe des hilfreichen Gefühls. Aber im Zustand der Depression herrschen das Eis, das Monster, die Giftkröte, die Leere (s. die Beispiele in diesem Buch). In einem solchen Zustand können gute Gefühle und hehre Bilder nicht von jetzt auf gleich erzeugt werden; und dies äußert sich leicht in Störungen.

Zum anderen haben möglicherweise in der Lebensgeschichte des Patienten schmerzliche Erfahrungen der gestörten Freude, wie wir sie alle kennen, stattgefunden. Hier sind dann Arbeiten mit Erinnerungsbildern hilfreich.

Schließlich ist es therapeutisch auch sinnvoll, im Fall dieses Patienten nach eventuellen eigenen inneren Wertekonflikten zu suchen: Die Frage ist dabei, ob der Patient wirklich die Nähe zum Heiligen finden will oder ob er eher als »braver Sohn« einem inneren Auftrag gerecht werden »muss«, der ihm ursprünglich von außen erteilt wurde. Vielleicht wäre er ja viel lieber Atheist?! Da würde ich ihn fragen, welche inneren Bilder auftauchen zum Gläubigen und zum Atheisten. Die sollten dann miteinander kommunizieren.

Inneres Freudeverderben: der Cowboy

Die Tendenz, sich schöne Dinge selbst gründlich zu verderben, ist weit verbreitet. Meist zeigt sie sich in den Gedanken der Menschen, wie »Ach, das ist doch nicht schön« oder »Die anderen haben es viel besser, haben viel schönere Kleider, haben viel mehr Spaß im Leben …«. Diese Neigung ist ein Ergebnis der allgemeinen Neigung zur Selbstabwertung. Da braucht es zum einen viel Training in Selbstaufwertung, wobei die positiven Imaginationen unterstützend helfen; dann braucht es viel Geduld und Akzeptanz mit sich selbst, wobei die Imaginationen aus der ACT unterstützend helfen, und es braucht die Fähigkeit, sich gegen den Freudeverderber zu wehren. Letzteres ist gut, weil man dabei auch immer üben kann, sich ihm gegenüber aufzuwerten und zu vertreten, wobei hier u. a. ein TSK (Güroff 2016) hilfreich sein kann.

Wenn also unser Patient, der dem heiligen Antonius eine große Nase hat wachsen lassen, solche Erfahrungen öfter macht, dass ihm in seinem Inneren schöne Erlebnisse gestört werden, dann kann ihm die Therapeutin anbieten, den inneren Freudeverderber zu imaginieren, ein Bild zu suchen, das diesen am besten versinnbildlicht.

Vielleicht ist es jemand aus der Erinnerung, was meistens der Fall ist: ein Lehrer, ein Mitschüler, ein Mädchen, dem er sich annähern wollte. Es könnte aber auch ein Typ aus der Werbung sein: ein toller Junge, der der Schönste und Beste ist und einen »armseligen Wicht« belächelt und niedermacht. Es gab zu der Zeit, als noch Zigarettenwerbung erlaubt war, eine solche mit einem Cowboy, ein harter und scharfer Kerl, der die Freiheit und das Abenteuer versinnbildlichte. Wer nicht so war, und am Ende auch gar nicht rauchte, fühlte sich leicht einem dürftigen Würstchen gleich. Einer meiner Patienten hatte somit tatsächlich diesen rauchenden Helden als Inbegriff für eine ihn abwertende und auslachende Gestalt identifiziert und wählte ihn als Gestalt für seinen inneren Freudeverderber.

Die TherapeutIn kann einem Patienten mit einer solchen Problematik nun mithilfe von Strategien aus dem TSK (Güroff 2016.) helfen, sich gegen diesen Typen zur Wehr zu setzen. Da könnten zunächst Fragen dazu kommen, was der eigentlich will; es gehe ihn doch gar nichts an, was er, der Patient, mache und was ihm gefalle.

Dann könnte der Raucherheld antworten: »Du bist so ein lächerlicher kleiner Heini. Was treibst du dich denn in der Kirche herum und betest da die Holzfigur an. Du bist gar kein richtiger Kerl. Kannst du rauchen, kannst du saufen, kannst du raufen? Nee, was?«

Dann könnten eine Reihe von Antworten kommen, die in die folgende Richtung gehen: »Nein, kann ich nicht und will ich nicht; kannst du meditieren? Hast du eine Ahnung von Spiritualität? Hast du Bücher studiert? Weißt du was von Philosophie, von Religion? Nee, was? Aber ich kann das. Ich bin ich, und habe meine eigenen Stärken. Lass mich in Ruhe. Ich werte dich auch nicht ab. Obwohl wir gerne mal diskutieren können, wessen Eigenarten hilfreicher sind für sich selbst und die Menschheit. Ich sag dir jetzt mal was: Ich werde künftig zur Kenntnis nehmen, wenn du wieder versuchst, meine Freude zu zerstören, aber ich werde dir nicht mehr recht geben. Ich werde mich nicht mehr verunsichern lassen. Ich werde mich dir entgegenstellen. Hast du mich?«

Diese Dialoge können wiederholt und ausgeweitet werden. Ihre Wirksamkeit auf die Stärkung des Selbstvertrauens und der Selbstachtung ist evident.

Sehr nahe dem inneren Freudeverderber ist eine Gestalt, die in der Literatur bereits oft anzutreffen ist: der innere Kritiker (als Beispiel: Peichl 2013). Er verbildlicht die Neigung vieler unserer PatientInnen, sich innerlich mit großer Akribie und langer Übung selbst fertig zu machen.

Innere kritische Abwertung: der verhüllte Uniformierte

Die Menschen sind Legion, die sich immer wieder selbst abwerten. Ich denke, dass in unserem sehr leistungsorientierten Kulturkreis kaum Menschen leben, die sich nicht in irgendeiner Form zumindest zeitweise heftig kritisieren. Und unsere PatientInnen beherrschen das mit Bravour. Es ist auch hier vertiefend hilfreich, wenn die Therapeutin um ein Bild für dieses innere Geschehen bittet.

Ich erinnere mich an einen Patienten, der einen uniformierten Mann vor sich sah, welcher sein Gesicht verborgen hatte. Dieser Uniformierte fuhr ihn immer wieder barsch an und versicherte ihm auf vielfältige Weise, wie dämlich und unfähig er sei.

Mein Patient und ich baten diesen Herrn um Auskunft. Wir fragten ihn, wer er sei, was er wolle, warum er so streng sei.

Zunächst kam die immer wiederkehrende Antwort, dass es eben so sei, dass der Patient eben ein Dummkopf sei und das nicht vergessen solle.

Als der Patient ihm, wie oben beim Freudeverderber, selbstsicherer begegnete und begann, sich gegen die Abwertungen zu wehren, wurde der Uniformierte etwas leiser und offenbarte sein eigentliches Anliegen: Er wolle mit allen Mitteln verhindern, dass der Patient sich in der Öffentlichkeit mit seinen Unzulänglichkeiten zeige. Er wolle verhindern, dass er ausgelacht wird, und er wolle ihn dazu bringen, sich mehr zusammenzureißen.

Während dieser imaginativen Gespräche stand der Mann weiterhin uniformiert und mit verhülltem Gesicht vor ihm. Der Patient hatte in seiner Selbstsicherheitstherapie schon einiges gelernt im Umgang mit Fehlern und der Tatsache, dass diese niemals vollständig auszumerzen sind. Er forderte den Mann auf, sich endlich zu zeigen, denn seine Verhüllung mache ihm auch deutlich, dass er etwas zu verbergen habe und nicht wirklich stark sei. Er ging ganz nahe auf den Mann zu und versuchte, ihm das Tuch wegzunehmen. Der Uniformierte drehte sich um und rannte weg.

Ein schönes Bild.

Wir haben nie erfahren, wer dieser Mann war, auch nicht beim Suchen in Erinnerungen. Er war wahrscheinlich eine Verbildlichung dieser strengen Grundhaltung, mit der wir allenthalben konfrontiert sind: perfektionieren, Schwächen ausmerzen, sich zusammenreißen, Individualität niedermachen, wenn sie nicht dem Mainstream entspricht.

Der Uniformierte tauchte natürlich noch oft auf und versuchte sein »Glück« immer wieder. Aber sobald der Patient ihn konfrontierte, sich ihm gegenüber immer wieder zur Wehr setzte und auf ihn zuging, rannte er weg. Das Bild des weglaufenden Soldaten grub sich tief ein in die Imagination des Patienten.

So viele Menschen es gibt, so viele innere Kritiker gibt es. Sie würden ein eigenes Buch füllen. Da tauchen frühere Lehrer auf, die Eltern natürlich, Figuren aus Eisen, finstere Gestalten, auch aggressive Tiere, Ritter in Ritterrüstungen, aber auch Stimmen wie aus einem Megaphon und vieles mehr.

Und es tauchen besonders harsche Gestalten auf, nämlich diejenigen, welche es verstehen, bestimmte Gefühle zu verbieten. Diese sind eine besonders harte Form der Freudeverderber. In aller Regel stammen sie aus konkreten Erlebnissen: Leute, die Gefühle, wie laute Freude, sexuelle Lust, erotische Gefühle und lustvollen Überschwang, mit Strafen und Verboten belegen, meist verbunden mit Abwertung der Personen, die diese Lust zeigen und ausagieren wollen.

Nicht immer sind der innere Freudeverderber und der Kritiker dauerhafte Gegner.

Oft entpuppen sie sich als Freund, der leider diese inkompetente Strategie wählt, um den Betroffenen vor Unheil zu schützen.

Dieser verhüllte Uniformierte hatte ja angedeutet, dass er verhindern wolle, dass der Patient in der Öffentlichkeit ausgelacht würde. Wäre er zugängiger gewesen, hätte sich ergeben können, dass er eigentlich eine Schutzperson ist. Dann hätte ihm der Patient versuchen können zu vermitteln, dass er ihn gerne als solche annehmen wolle. Nur die Worte, die er wähle, die Abwertungen, die Drohungen (»Du wirst ausgelacht werden«) und die Empfehlung, er möge sich deshalb anders verhalten oder gar zurückziehen, seien nicht hilfreich. Sie machten ihn nur unsicher. Er lerne gerade ganz andere Strategien in seiner Therapie.

Solche Ergebnisse von inneren Kommunikationen habe ich vor allem bei der Arbeit mit Erinnerungsbildern erlebt.

Verbotene Lust: der Kirchenmann

Auch wenn es nach Klischee »riecht«: Viele meiner PatientInnen, die eine Störung der lustvollen Gefühle, nicht nur der erotischen, mit sich herumtragen, fanden als strafende Gestalt das Bild eines Kirchenmannes vor dem inneren Auge.

Stellvertretend für viele: Eine Patientin sah einen in sich erstarrten Mann, der keine mimische Regung zeigte, gekleidet wie ein Bischof, den Mittelgang einer Kirche entlangschreiten. Rechts und links von ihm knieten Frauen, darunter sie selbst. Die Drohung der ewigen

Verdammnis schwebte über allem. Als die erotische Sehnsucht in ihr in der Pubertät aufkeimte, prallte diese Figur dazwischen. Sie erschrak jedes Mal zutiefst und fühlte sich nur noch schlecht.

Viel reden ließ er nicht mit sich in der inneren Kommunikation. Nur eines konnte sie ihm entlocken: »Ich kann es nicht, also sollst du es auch nicht können.«

Die Seele dieser Patientin war sehr klug, denn sie hat die Sache im Kern getroffen.[27]

Übrigens: Wenn unsere Patientin eine Person aus ihrer Biographie weiß, die ihr realiter mit Übergriffen und Missbrauch die sexuelle Lust gestört hat, bedarf es einer Traumabehandlung (zum Beispiel Huber 2020), die ohnehin mit Imaginationen arbeitet.

Bedeutungslosigkeit: Nolimetangere

Eine Patientin litt arg unter ihrer, wie sie es fand »Bedeutungslosigkeit«, ihrer »Minderwertigkeit«. Sie war eine blasse, sehr zarte junge Frau, die einen etwas langweiligen Beruf im Büro ergriffen hatte, wo sie aber durchaus geschätzt war. In ihrer Freizeit befasste sie sich viel mit den Pflanzen in ihrem Garten, wo sie »aufblühte«. Sie hatte eine feste Freundin, die auch eher zurückhaltend war. Ein junger Mann hatte begonnen, sich für sie zu interessieren. Das war auch der Anlass für die Therapie: Sie konnte sich nicht vorstellen, dass er es ernst meinen könnte, wo sie doch so unscheinbar sei. Er gefiel ihr sehr, und sie war verzweifelt vor Angst, dass sie enttäuscht würde.

Ihr Bild zu sich und ihrer vermeintlichen Unscheinbarkeit war schließlich eine Blume, die »Noli-me-tangere« (»Rührmichnichtan«) heißt, was ihr gar nicht klar war. Im normalen Sprachgebrauch heißt sie »Springkraut«. Ich kenne diese Blume sehr gut; die LeserIn möge

---

27 Es juckt mich in den Fingern, mich hier über die erotischen Katastrophen auszubreiten, die durch männliche Vertreter der Religionen und moralischer Gesetze über Frauen und ihre Lust jahrhundertelang gebracht wurden. Und über die Männer, die sich der Mädchen und Frauen bemächtigt haben zu ihrer eigenen erbärmlichen »Lustbefriedigung«. Diese alle hatten samt und sonders das Ziel, die Lust der Frauen zu brechen, denn eine Frau, die ihre Lust lebt, wie gesagt, nicht nur im erotischen Bereich, ist unabhängig. Derzeit dämmern Tendenzen herauf, die diese Katastrophen anprangern. Zum Beispiel lässt die Me-too-Bewegung die Hoffnung aufkeimen, dass die Menschheit versteht, was da eigentlich all die Jahrhunderte passiert ist.

sie ergoogeln. Sie ist für mich eine der schönsten Blumen: eine wunderschöne gelbe Blüte hängt an einem sehr zarten fadenartigen Stängelchen unter einem Schutzblatt. Man muss schon aufmerksam sein, um sie zu entdecken. Wir befragten die Blume, was sie zu sagen habe, welche Ratschläge sie geben könnte, welche Gefühle sie zu sich habe, ob sie darunter leide, dass sie keine Rose geworden sei.

Das Ergebnis war klar: Selbstverständlich war Nolimetangere mit sich zufrieden (Ich bin wie ich bin); und sie riet der Patientin, es zu genießen, dass sie so geheimnisvoll und verborgen ist, dass dies der eigentliche Ausdruck ist, der zutrifft, anstelle von unscheinbar und bedeutungslos. Die Verborgenheit habe einen großen Vorteil: Sie finde in jedem Fall den »Richtigen«, weil nur ein aufmerksamer und achtsamer Mann sie »entdecke«; und weil sie so wissen könne, dass es sich nicht um einen Mann handelt, der eine auffällige Rose braucht, um vielleicht selbst gesehen zu werden.

Diese Bilderarbeit war eine große Unterstützung bei der Selbstsicherheitstherapie.

Schuld: ein alter Mann

Eine Patientin, die, wie so viele, unter Schuldgefühlen litt, imaginierte für dieses Erleben einen alten Mann. Er war wirklich sehr alt, ging gebückt und trug einen fadenscheinig gewordenen schwarzen Anzug und ein altmodisches Hemd ohne Kragen. Sein Gesicht war grau und verbittert. Als sie ihn zu fragen begann, schaute er sie lange gar nicht an, sondern wendete sich von ihr ab. Schließlich fuhr er sie mit brüchiger Stimme an, dass er es nicht ausstehen könne, dass sie fröhlich sei. Sie sei ein sündiger Mensch, insbesondere sei sie als Tochter Evas die Erbsünderin. Er wolle dafür sorgen, dass sie sich dessen bewusst ist. Wenn sie das vergäße, würde sie endgültig zu einer Hure.

Die Therapie konnte so in ganz tiefe Schichten der Biographie eindringen, die der Patientin nicht bewusst waren. Der Vater der Mutter, den sie gar nicht mehr kennengelernt hatte, war ein strenger Protestant gewesen und hatte ein schlimmes, von Schuldvorwürfen geprägtes Erziehungsverhalten gezeigt. Das wusste sie von ihrer Mutter, die ihr von ihm erzählt und die zeit ihres Lebens unter

Depressionen gelitten hatte. Die Patientin habe früh begonnen, sich dieser geliebten Mutter gegenüber schuldig zu fühlen, denn diese habe immer gesagt, sie nehme zu wenig Rücksicht, sei zu vorlaut, werde schon sehen, was aus ihr werde, wenn sie so weitermache.

Die Erkenntnis, dass hinter der Depression der Mutter schon eine düstere Gestalt stand, deren Einfluss bis in das Leben der Patientin reichte, war ein sehr hilfreicher Baustein in der Behandlung. Die wehrhafte Abgrenzung gegen diesen Mann in der imaginativen Kommunikation war dann auch hier eine wichtige und sehr hilfreiche Maßnahme. Er wurde nicht zum Freund, wie der böse Wolf (s. »Der böse Wolf«, S. 150), aber er fand zu seinen eigenen Verletzungen und der eigenen Lebensverbitterung und die Patientin konnte ihn in Frieden ziehen lassen. So konnte sie immer mehr ihren Gefühlen der Lust und der Freude Raum geben.

Angst: der Zwerg

Das folgende Beispiel erwähne ich, weil es mich zunächst sehr verblüfft hat. Eine Patientin, die unter vielfältigen Ängsten litt und sich von diesen massiv überwältigt fühlte, fand in der Imagination folgendes Bild für diese Angst: einen Zwerg. Sie sah einen kleinen Zwerg vor sich mit Triefaugen und einer tropfenden roten Nase (nein, bitte jetzt nicht an Freud denken!!). Im Gespräch eröffnete er ihr, dass er ohne sie nicht existieren könne, dass er im Laufe der Jahre angefangen habe, sich so richtig heimisch bei ihr zu fühlen. Sie habe ihn ja auch immer aufgenommen und sei mit ihm willig umgegangen. Die Patientin schrie ihn an, sie hasse ihn und wolle, dass er verschwinde. Da weinte der Zwerg, was die Patientin noch mehr aufbrachte, zumal er einfach sitzen blieb. Er meinte, es sei ihm klar, dass sie ihn nicht leiden könne, aber andererseits habe sie ihm schon immer jeden Gefallen getan. Ob sie sich erinnere: Immer, wenn er ihr sage, dass sie irgendetwas nicht tun sollte, weil ihr dann etwas passieren könnte, folge sie ihm sofort. Und das gebe ihm dann das Gefühl, dass er ihr doch etwas bedeute. Er sei sehr, sehr traurig darüber, aber er hoffe immer noch, dass sie sich mit ihm arrangiert und sie beide dann ein schönes ruhiges und zurückgezogenes gemeinsames Leben führen könnten.

Die Patientin war fassungslos, und ich freute mich über diese so aufschlussreiche und wunderbare Imagination.

Wie ging es nun weiter? Sie nahm den Zwerg zu sich (er ging ja ohnehin erstmal nicht weg) und lernte, ihm unter keinen Umständen mehr auf den Leim zu gehen. Jede Situation, die sie fürchtete, haben wir bearbeitet, schrittweise, und immer sprach sie mit dem Zwerg und sagte ihm: »Bleib meinetwegen ruhig da, aber ich tu nichts mehr, was du mir einreden willst.«

Im Laufe der Zeit ging es komischerweise auch dem Zwerg besser. Meist saß er irgendwo herum, wenn sie einmal nach ihm schaute, und spielte mit Bauklötzchen.

Das Therapieziel der Entängstigung hätte die Patientin sicher auch ohne das Bild finden können. Aber die Distanzierung von den Einflüsterungen der Angst war so wesentlich deutlicher möglich.

Scham: die Stimme aus dem Off

Dieses Gefühl ist besonders schwer zu ertragen, denn es steht in engem Zusammenhang mit einer Untergrabung der gesamten Persönlichkeit. Lieber lassen sich Kinder verprügeln als beschämen. Denn Prügel zeigen, dass sie bei dem Gegenüber noch Emotionen erzeugen können, und sei es auch nur Wut. Ausgelacht oder herabgesetzt werden, bedeutet meist »kaltes Blut« beim Gegenüber, wird gedeutet als Zeichen von Überlegenheit und massiver Abwertung oder Gleichgültigkeit.

Die Scham steht in engem Zusammenhang mit Traumatisierungserfahrungen und spielt bei deren Behandlung eine große Rolle. Die Bilder, die ich zu diesem Gefühl erhalten habe, sind denn auch entsprechend grausam.

Eine Patientin hatte ein inneres Bild zu dem Ausdruck »von Scham übergossen« und sah sich nackt vor einer Gruppe von Menschen stehen und mit brauner Brühe übergossen werden. Die Behandlung solcher und ähnlicher Bilder müssen in ein Gesamtbehandlungskonzept zu Traumatisierung eingebaut werden (als Beispiel: Huber 2020).

Aber es gibt auch hier mildere Ausprägungen. Im Folgenden ein Beispiel aus dem akustischen Bereich:

Eine Patientin, die sich oft diesem Gefühl ausgesetzt erlebte, konnte kein zugehöriges Bild finden, hörte aber wohl eine Stimme »wie durch ein Megaphon«, hallend und laut: »Schäme dich«, und diese war innig verbunden mit dem Gefühl. Mit dieser Stimme konnte sie kommunizieren. Wir fragten, was das soll, was sie wolle, woher sie käme. Es war die Stimme eines Mannes, »wie vom Kasernenhof«, aber ihre genaue Quelle gab diese nicht preis. Immer wieder verlangte die Stimme mit herrischem Tonfall die Unterwerfung. Die Patientin lernte auch hier, dagegenzuhalten. Vor allem die Lautstärke half ihr, sich mit dieser Stimme messen zu können. Dies machten wir auch zu einer Übung: Die Patientin steigerte ihr Lautstärke der Stimme gegenüber und wiederholte mantraartig: »Nein! Ich schäme mich nicht. Ich bin ich und ich bin einverstanden mit mir (das Wort Stolz ging der Patientin erst später im Therapieverlauf über die Lippen). Ich unterwerfe mich dir nicht mehr.« Die drohende Stimme wurde leiser und seltener.

Die Quelle der Scham erschloss sich im Laufe der Therapie schließlich aus einer Erfahrung in der Schule und wurde zum wesentlichen Gegenstand der Heilung.

Faulheit: der faule Hund

Wir wissen von einer interessanten Beobachtung: Vieles, was ein Mensch als für sich typisch wahrnimmt, kennt er oft auch in der Gegenpolarität. Wir treffen das nicht immer an, aber danach suchen können wir in der Therapie.

Und diese gegenteiligen Anteile können auch miteinander ins Gespräch kommen.

Ich gebe ein Beispiel: Eine Patientin sagte von sich, sie sei faul. Wenn ich sie fragte, ob sie das immer und zu jeder Zeit und ausnahmslos sei, berichtete sie, dass sie manchmal durchaus ganz schön aktiv und energievoll, also fleißig, sei.

Sie habe beides in sich. Aber sie lehne den einen, den faulen Teil ab. Der sei falsch, nicht in Ordnung, schlecht, im Sinne von »Wenn der nicht kontrolliert wird, gewinnt er, und ich bin nur noch faul«.

Ich bat sie, sich einmal diese beiden Teile Faulheit und Betriebsamkeit in Bildern vorzustellen, etwa als Personen oder Figuren aus Märchen oder als Tiere …

Sie sah einen dicken, etwas ungepflegten Hund vor der Tür in der Sonne liegen. Der steht für die Faulheit, er ist der faule Hund. Für den Fleiß sah sie ebenfalls einen Hund, den sie Foxi nannte. Der rennt herum, wedelt dauernd mit seinem Schwanz, will Hasen jagen, im Wasser schwimmen, Knochen vergraben, bellen, sich mit anderen Hunden balgen.

Th: »Wenn ich Sie recht verstehe, sind also beide Hunde in Ihrer Innenwelt lebendig.«

P: »Schon. Aber den faulen, dicken kann ich nicht leiden. Der soll weg.«

Th: »Aber der bleibt oder kommt immer wieder, was?«

P: »Ja, und jetzt schaut er mich auch noch so triefig traurig an, der blöde Köter.«

(Wir sehen, ungeliebte Anteile können ganz schön traurig werden, wenn wir sie loswerden wollen; s. auch Der Angstzwerg)

Th: »Wir sind im Reich der Phantasie. Kann der vielleicht sprechen und uns sagen, was er will?«

P nach einer Weile: »Ich weiß gar nicht, ob mich das interessiert.«

Der Gesichtsausdruck der Patientin wurde finster.

Th: »Manchmal kommt man weiter, wenn man Leute, die einem auf den Senkel gehen, anhört. Wenn man also die Kraft der Neugierde aktiviert, entdeckt man einiges, was sonst verborgen bleibt. Kennen Sie Neugierde?«

P: »Oh ja, sehr.«

Th: »Haben Sie ein Bild dazu?«

P: »Ja: mein Dackel, den ich als Kind hatte. Der war mit seiner Schnauze überall und wollte alles erforschen.«

Th: »Sie habe ja eine ganze Hundemeute zur Verfügung.«

Die Patientin lachte: »Ja, genau. Ich bin mit Hunden aufgewachsen.«

Th: »Ob uns wohl der kleine Dackel helfen mag?«

Th: »Ja, ja, jetzt rennt der schon hin zu dem faulen und beschnüffelt ihn. Oh, und jetzt sagt der faule: ›Lass mich in Ruhe, ich bin müde.‹

Th: »Wie geht es jetzt weiter?«

P: »Der Dackel fragt: ›Woher denn?‹

Th: »Schön, der ist wirklich neugierig.«

P: »Jetzt sagte der faule: ›So bin ich halt. Ihr mit eurer Dauerwuseligkeit geht mir schon lange auf die Nerven. Ich liege gerne in der Sonne. Das ist schön warm und ruhig. Was tu ich euch denn?‹ Jetzt kommt der Foxi auch angerannt und sagt: ›Du bist so langweilig. Mit dir kann man nichts anfangen.‹ Jetzt sagt der Faule: ›Legt euch halt mal zu mir. Wenn ihr immer alle rumrennt, kriegt ihr irgendwann den Herzkasper.‹«

Ich konnte mich nun ruhig zurücklegen, denn die Imagination war in vollem Gange, und zwar ganz in unserem Sinn. Der Austausch und die Auseinandersetzung zwischen den Anteilen hatten begonnen. Die Hunde verständigten sich interessanterweise freundschaftlich untereinander; und genau das soll das therapeutische Ziel sein: die Anerkennung der einzelnen Anteile als gleichberechtigt. Ich konnte mich schließlich einschalten und der Patientin genau das erklären. Ich bat sie dann, in das Bild »hineinzugehen« und selbst mit den Hunden zu reden. Da gab es dann noch eine sehr nette Kurzkommunikation: Der faule Hund drehte den Kopf von ihr weg und raunzte sie an: »Ach, du schaust auch mal nach mir. Na toll. Wie wäre es, wenn du dich mal mehr für mich interessieren könntest.«

Nun folgte ein Dialog zwischen den beiden: der Phantasiegestalt und der Patientin selbst. Und der faule Hund machte der Patientin unmissverständlich klar, dass er da ist und bleiben wird.

Th: »Gut, der faule Hund bleibt. Was können Sie denn von ihm profitieren?«

P: »Der sorgt für Ruhepausen.«

Th: Was heißt das genau?

P: »Er zeigt mir den Genuss, loslassen zu dürfen; er kann mir helfen, diesen Genuss zu vertiefen.«

Th: »Wie? Was können Sie fühlen?«

P: »Die Wärme der Sonne auf dem Pelz, die Entspannung, das Träumen beim Nichtstun, die Erholung.«

Th: »Und der quirlige Hund macht deutlich, dass auch er da ist und bleiben wird. Auch von ihm können Sie profitieren; was fällt Ihnen dazu ein?«

P: »Die Lust am Tun, am Handeln und Springen.«

Th: »Sie haben also alle Aspekte; sie können allen Hunden folgen und: Sie können alle Hunde füttern. Haben Sie noch die Sorge, dass der faule Hund die anderen verdrängen könnte?«

P: »So nicht, nein. Ich kann ja den Foxi rufen.«

Th: »Ja, und Sie können immer in sich fühlen und prüfen, welcher Hund gerade das Sagen hat.«

Das war dann auch schließlich ihre Hausaufgabe: Sie möge sich mit ihren Hunden immer wieder befassen, möge zu ihnen gehen und nach ihnen schauen und sie füttern. Und schließlich möge sie in sich gehen und nachfühlen, welche Hundekraft sie gerade braucht.

Schnelle Bedürfnisbefriedigung

Der schöne Mephisto

Ich habe in diesem Buch über den inneren Druck geschrieben, der Menschen zwingen will, sich kurzfristig etwas Positives zu geben, was langfristig aber negative Folgen hat.

Eine meiner Patientinnen litt stark unter der Sehnsucht nach Schokolade. Sie hatte auch Gewichtsprobleme. Die therapeutische Arbeit war vielfältig, aber der Druck, den sie verspürte, war ein zentrales Problem. Ihr Bild für diesen inneren Druck war ein Mann, der dem Mephisto von Gustav Gründgens ähnelte. Dieser war ihr nur »zu spitz, zu hart«. Ihr persönlicher Mephisto erschien ihr als ein richtig schöner Mann in modernen Klamotten, der immerzu lächelte.

Dieser schöne Mephisto war nun mit allen Wassern gewaschen. Wenn sie vor der Schokolade saß, saß er daneben und lächelte ihr aufmunternd zu. Wenn sie zögerte, sagte er ihr, wie gut doch dieser Schmelz auf der Zunge ist und wie gut ihr das schmecken wird. Wenn sie dagegen argumentierte und auf ihre Figur hinwies, lächelte er und sagte, »doch nur noch dieses eine Mal«.

Alle ihre Gegenargumente konnte er entkräften mit: »So dick bist du gar nicht«; »Morgen kannst du aufhören«; »Du sagst doch selbst immer, dass du im Hier und Jetzt leben willst, dann lebe doch im Hier und Jetzt und lass dir die Schokolade schmecken«; »Wer weiß, was morgen ist, da kannst du tot sein«; »Sei froh und dankbar, dass es Schokolade gibt; es gibt Länder, die sind so arm, dass sie so was nicht kriegen«; »Du hast schon auf so viel in deinem Leben verzichten müssen, jetzt genieße einfach mal«; »Dann isst du halt nur eine halbe Tafel«. Er lächelte und schmeichelte und widerlegte alle Argumente, und natürlich gewann er meistens.

Die Kommunikation musste verändert werden. Einzig die Technik der Broken Record (der gebrochenen Schallplatte) bzw. des Loop (Güroff 2016, S. 99) brachte Hilfe.

»Nein, du eingebildeter Kerl, ich höre dir nicht mehr zu und ich rede nicht mehr mit dir!«, wurde zu ihrem Standardsatz.

Dieses Bild und die Kommunikation mit dem schönen Mephisto war also einer von etlichen hilfreichen Bausteinen in der Therapie. Um Missverständnisse immer wieder zu vermeiden: Die inneren Bilder waren unterstützende Maßnahmen in einem umfangreichen therapeutischen Gesamtkonzept und nicht die Therapie selbst.

2.2.2.4 »Reparatur«/Veränderung eines Bildes

Bilder und Szenen können auch in sich verändert werden, und die Möglichkeiten sind vielfältig. Das Bild, die Szene kann verändert, erweitert werden, neue Personen und Gegenstände können hinzugefügt oder weggenommen werden. Und das Bild kann behandelt werden, als wäre es ein Gegenstand, eine Photographie oder ein Filmband.

Das Bild weiterentwickeln; RegisseurIn werden

Ein einmal gefundenes Bild kann wie in einem Film weiterentwickelt werden. Die Patientin ist dabei gewissermaßen die Regisseurin, und die Therapeutin steuert durch fördernde Fragen und fragende Vorschläge. Diese Fragen sind immer darauf gerichtet, was helfend geschehen könnte, wer helfend eingreifen könnte, kurz: Sie sind immer auf Lösung ausgerichtet.

Albträume

Die Aborigines

Nach Berichten von Ethnlogen haben bestimmte indigene Völker, ich glaube, australische Aborigines, die Gepflogenheit, sich in der Familie am Morgen zusammenzufinden und einander ihre Träume zu erzählen. Ein Zweck ist, ängstigenden Gestalten in den Träumen durch die Betrachtung und Besprechung ihre Macht zu nehmen.

Nach meiner Erinnerung hat ein solches Zusammensein beispielhaft folgenden Verlauf genommen:

Ein Kind berichtet von einem Traum, in dem ihm ein wildes Tier erschien und drohte, es aufzufressen. Die Großmutter, die die Runde »leitet«, fragt das Kind: »Was hast du denn dann getan?« Und das Kind antwortet: »Ich bin weggerannt und dann zu meinem großen Glück aufgewacht.« Die Großmutter: »Das war nicht richtig. So musst du vor diesem Tier in deinem Traum immer wieder Angst haben. Jetzt schauen wir uns alle mal das Tier an. Wie hat es denn ausgesehen?« Das Kind erzählt, dass es ein riesiges schuppiges Tier war, wie eine Schlange, die aber ganz große Zähne hatte und fauchend auf das Kind zusprang. Die Großmutter sagt: »Jetzt stellen wir uns alle dieses Tier vor und auch, dass es uns anzugreifen versucht. Und wir rennen nicht weg, sondern bleiben alle vor dem Tier stehen und schauen es an. Wie geht es weiter?« Das Mädchen sagt, dass das Tier sich jetzt aufbläht und faucht und riesig wird und ihr ganz viel Angst macht. Die Großmutter weist sie an, auszuharren und fragt, was sie in ihrem Traum braucht. Da sagt das Mädchen, dass es jemanden braucht, der ihr hilft. »Am liebsten du.« – »Gut, ich komme zu dir und stelle mich neben dich. Jetzt schauen wir beide fest dem Tier in die Augen. Bleib neben mir stehen; es passiert dir nichts.«

Das Mädchen nickt und schaut zu. Die Großmutter: »Jetzt bitten wir das Tier, uns seinen Namen zu sagen.« Das Mädchen nennt den Namen eines bösen Geistes. – »Und jetzt fragen wir den bösen Geist, was er will.« Er habe Hunger und möchte einen Fisch von der Familie. Die Großmutter lässt das Mädchen in der Vorstellung einen Fisch holen und ihn dem Geist bringen. Das Mädchen berichtet, dass der Geist den Fisch verschlingt, sich daraufhin umdreht und wegkriecht. Die Großmutter ist mit dem Ergebnis sehr zufrieden.

Diese Geschichte ist nicht nur ein sehr gutes Beispiel für eine Phantasiereise und die Bewältigung von Angstbildern. Es zeigt darüber hinaus auf, dass wir auch mit Angstträumen regulierend umgehen können.

Ein Hinweis: die Großmutter hat wohl auch die anderen Sippenmitglieder um innere Bilder und Ideen für den möglichen Umgang mit diesem Tier gebeten. Und sie hat sie des Weiteren nach ihren eigenen Träumen gefragt. Dies wäre eine Möglichkeit der imaginativen Arbeit im Gruppensetting (s. Einleitung).

Die Raucherin

Eine Patientin, die wegen umfangreicher sozialer Ängste in Behandlung gekommen war, berichtet unter anderem von ihren erfolglosen Versuchen, sich das Rauchen abzugewöhnen. Sie habe so viele Bücher dazu gelesen, so viele Programme ausprobiert, sie falle aber immer wieder zurück, stecke sich ihre Zigarette an und fühle sich danach wie eine unfähige Versagerin.

Die Therapeutin bittet sie, nach einer Phantasievorstellung zu suchen: sie als Raucherin. Nach einiger Zeit der Versenkung spricht die Patientin ein sehr interessantes Bild an: »Ich sehe mich mit Menschen an einem Tisch in einem Lokal (damals gab es das öffentliche Rauchverbot noch nicht) sitzen. Die Leute sind alle attraktiv, gescheit, bunt gekleidet, ein bisschen schräg; sie lachen und sprechen über Themen wie Kunst und Philosophie. Ich bin mitten unter ihnen. Wir alle rauchen und trinken französischen Kaffee. Am Nebentisch sitzen Leute in beigen, selbstgestrickten und langweiligen Klamotten; sie haben Jesuslatschen (O-Ton; ich bitte die LeserIn um Nachsicht) an den Füßen und alle haben kurze gestriegelte oder lange zauselige und ungepflegte Haare. Sie trinken Kräutertee und schauen missmutig drein und verständigen sich über gesundes Essen. Sie schauen böse zu uns herüber. Natürlich rauchen sie nicht. Gott, sind die trist und fade.«

Th: »Und zu solchen tristen und faden Leuten möchten Sie nicht gehören, nicht wahr?«

P: »Nein, aber ich habe ein paar solcher Leute im Bekanntenkreis. Die sind auch eher schüchtern, wollen das aber auf die Kräuterteemethode bewältigen. Eigentlich wollen die gar nicht raus aus ihrer Tristesse, sondern sie sogar eher pflegen.«

Th: »Und Sie nicht.«

P: »Nein, ich will mein Leben genießen, rauskommen aus dieser schüchternen Fadigkeit. Und ich habe Kontakt mit denen und leide. Da sitze ich ja dann am Tisch mit denen. Ich will mit den anderen lachen, vielleicht auch meine alberne Seite zeigen können. Ich will das leicht Verrückte leben können. Daheim habe ich einen Hut, der ist rot und fetzig. Und ich trau mich nicht, ihn aufzusetzen.«

Th: »Und Ihr Bild zeigt uns doch nun sehr schön, weshalb Sie mit dem Rauchen bisher nicht haben aufhören können. Ein wichtiges und tragendes Merkmal der Leute, die Sie mögen und zu denen Sie gehören möchten, ist das Rauchen. Und die Tristen verabscheuen das.«

P: »Tatsächlich, so habe ich das noch nie gesehen.«

Th: »Und jetzt sehen wir zwei das. Bitte stellen Sie sich nun die Gruppe von diesen coolen Leuten vor und entfernen Sie ein Merkmal, nämlich das Rauchen. Lassen Sie sich Zeit und schauen Sie Ihr Bild genau an. Alles ist wie gehabt, lediglich das Rauchen fehlt.«

Die Patientin senkt den Kopf und schließt die Augen. Sie wird sehr ruhig, und erst nach einigen Minuten fragt die Therapeutin, ob ihr das neue Bild gelingt. Sie nickt, öffnet die Augen und hat Tränen in den Augen.

P: »Das war es, genau. Ich fühle mich so eingeschränkt und eben fad. Das Rauchen ist ja nur ein Aspekt in dem Ganzen. Aber wie werde ich fröhlicher, mutiger, bunter?«

Th: »Das ist lernbar; dafür sind Sie ja eigentlich gekommen. Aber bevor wir das näher besprechen, habe ich noch eine Bitte: Stellen Sie sich nun vor, dass Sie am Tisch bei den Faden sitzen, sich erheben, den Tisch langsam verlassen und sich zu den Coolen setzen. Gelingt Ihnen das?«

Nach einer wiederum längeren Pause nickt die Patientin. Ihr Gesicht ist deutlich entspannter.

Hinweis: Die Therapeutin leitet nun über zum Gespräch über die verhaltenstherapeutische Methode zur Behandlung der sozialen Angst und erläutert das TSK (Güroff a.a.O.), in dem Szenen geübt werden, mit denen die Patientin lernen kann, ihre Eigen-Art wieder zu entwickeln und sich angstfreier zu zeigen.

Sollte die Vorstellung, den faden Platz zu verlassen und hinüberzugehen zu den fröhlichen Menschen, nicht gelingen, bietet sich eine geführte Imagination an.

Und noch etwas: Hier war der »bunte« Anteil versperrt durch die sozialen Ängste der Patientin. Sie konnte lernen, diesen erwünschten Anteil immer mehr zurückzugewinnen. Die Erkenntnis hat ihr also geholfen zu lernen, dass der »fade« Anteil eine Folge ihrer Selbstunsicherheit war, dass dieser Anteil Beachtung und Verständnis braucht. Sie konnte lernen, dass Ängste uns von unserer eigentlichen Persönlichkeit abschneiden können.

Im Folgenden will ich kurzgefasst weitere Bilder und ihre Entwicklung darstellen, um die vielfältigen Möglichkeiten zu verdeutlichen.

Die Wüste aus Beton

Eine depressive Patientin sah ihr derzeitiges Leben als eine Betonwüste; überall standen in unerträglicher Sonnenhitze graue ruinöse Betonkötze herum. Keine Menschen, keine Tiere, keine Pflanzen waren zu sehen. Sie stand wie erstarrt allein in dieser Wüste.

Als Erstes schickte sie leichte Wolken, die sie erst einmal vor dieser prallen Sonne schützten. Dann fiel aus diesen Wolken erfrischender Regen. Erste Pflänzchen wuchsen am Straßenrand (in der Imagination sind alle Wunder möglich, auch die Beschleunigung der Zeit). Sie selbst konnte sich regen, bewegen und begann zu gehen. Sie lief durch die sich allmählich begrünenden Straßen und kam an das Ende der Betonwüste, die sie hinter sich lassen konnte. Sie holte sich einen Wald, in dem sie einen kleinen Bach mit frischem und klarem Wasser sprudeln ließ. Dann zauberte sie sich Tiere in ihr Bild, Rehe, die im Wald herumsprangen. Schließlich begegneten ihr auch wieder Menschen, fremde und liebe Bekannte.

Diese Bildgestaltung entwickelte sich parallel zur allgemeinen Depressionsbehandlung (z. B. Schaub et al. 2013) und war natürlich nicht auf eine Sitzung beschränkt. Die Entwicklung des Bildes wurde immer durch die Therapeutin gestützt mit Fragen, wie: »Was könnten Sie als Erstes brauchen?«, »Gibt es eine Veränderung?«, »Wo könnten Sie hingehen?« etc.

Die Mauer

Eine Patientin sah bei einer Blockade im Therapieprozess eine hohe Backsteinmauer vor sich. Sie holte sich Instrumente zu Hilfe: eine Leiter, gute Schuhe und kletterte hoch. Hinter der Mauer sah sie grünes Land, einen silbernen Strom, Menschen bei der Feldarbeit und Tiere. Sie entschied sich, die Menschen zu rufen und um Hilfe zu bitten. Einige kamen auch. Und dann geschah etwas, was der Patientin peinliche Gefühle bescherte: Ein Mann rief ihr zu, sie solle doch einfach wieder herunterklettern und ans Ende der Mauer gehen, weil die Mauer ja nur ein paar Meter breit sei. Das tat sie auch. Erst da sah sie, dass die Mauer ein Ende hatte, um das sie einfach hätte herumgehen können.

Das innere Bild einer Mauer taucht im therapeutischen Prozess häufig auf. Die Lösungen sind vielfältig und kreativ.

Eine Patientin besorgte sich einen Hammer und einen Meißel und hämmerte ein Loch in die Mauer. Dabei merkte sie, dass die Mauer bröselig und leicht zu behämmern war.

Eine andere Patientin zauberte sich Flügel und flog über die Mauer.

Eine kletterte über die Mauer und entdeckte, dass auf der anderen Seite die Erde ganz hoch, die Mauer auf dieser Seite also ein unwesentlicher Steinhaufen war. Sie brauchte nur hinübersteigen und war auf sicherem Boden.

Die LeserInnen haben sicher eigene Ideen. Ein solches Bild ist gut für eine Gruppenimagination geeignet (s. Einleitung), eben weil das Bild der Mauer für Blockaden weit verbreitet ist.

Der gefrorene Bach

Eine Patientin fand das Bild eines gefrorenen Baches als Bild für ihre depressive Befindlichkeit: »Diese Erstarrung, diese Kälte, diese Farblosigkeit; ich kann nicht mal weinen.«

Sie wurde zur Regisseurin für die folgende Bildentwicklung: Sie zog sich einen sehr warmen knuffigen Wintermantel an, der kunterbunt war, setzte eine passende dicke Mütze auf und stellte sich an den Bach. Sie sah sich von außen und betrachtete das Bild: Diese kunterbunt gekleidete Frau in der eisgrauen Landschaft (Sehen Sie es auch?). Dann gab sie der Frau einen Eispickel, mit dem sie auf den Bach einhackte. Da entdeckte sie schon etwas ganz Entscheidendes: Unter dem Eis gurgelte der Bach sehr wohl. Unter dem Eis geht das Leben eben doch weiter. Sie entschloss sich, mit dem Hacken aufzuhören, baute sich ein Iglu, holte Holz und machte sich ein Feuer. »Ich brauche eigentlich jetzt nur noch zu warten, bis der Frühling kommt, oder?«

Die Patientin litt unter einer rezidivierenden Depression, also unter immer wiederkehrenden Stimmungseinbrüchen. Sie hatte viel gelernt, um mit diesen umzugehen, aber manchmal versagten die Maßnahmen und sie litt einfach nur.

Dieses Bild war ihr die Hilfe schlechthin für den Fall, dass es ihr nicht gelang, aus dem Stimmungstief herauszufinden. »Wenn ich nicht rausfinde, warte ich geduldig ab und schaue mir mein schönes Bild an.« Sie wurde dabei nicht fröhlich, wie im Frühling, aber ruhiger und geduldiger. Und sie spürte, dass es sicher wieder besser wird. »Frühling, Sommer, Herbst und Winter – so ist das bei mir; auch der Herbst und der Winter werden wohl wiederkommen. Ich kann das annehmen und mich schützen.«

Ein Hinweis: Manche depressive PatientInnen versuchen, sich mit dem Satz »Alles wird gut« zu helfen. Das ist eine Irreführung. So funktioniert das Leben nicht. Alles wird einmal gut, dann wieder schlechter, aber immer wieder auch besser.

Sisyphos

Was ist denn bei Sisyphos das Problem? Er kämpft und tut immer dasselbe, er muss den Steinklotz hochbringen. Eines Tages schafft er es, so denkt und hofft er. (s. »Sisyphos«, S. 173)

Wenn Sisyphos als Bild für das erschöpfende, nie zum Ziel führende Kämpfen bei einer Patientin auftaucht, kann die Therapeutin fragen: »Nun wurde der mythologische Sisyphos ja zu diesem Schicksal gezwungen. Wie ist das aber bei Ihnen? Wer zwingt Sie? Welche Möglichkeiten hätte Ihr innerer Sisyphos, wenn er dem Bann entkäme? Was könnte er stattdessen machen? Welche Entwicklung könnte Ihr Film von dieser Gestalt nehmen? Könnte er gar, wenn sein Schicksal tatsächlich unabwendbar ist, glücklich sein?« (So jedenfalls sieht es Camus.)

Das »hässliche« Aussehen

Auch dieses Problem füllt Bücher: das Leiden am eigenen Aussehen, am Gesicht, das nicht schön genug ist, am Körper, der zu dick, zu dünn, zu groß, zu klein zu unproportioniert ist. Wenn dieses Problem überwältigend wird, gibt es dazu auch eine Diagnose: Die körperdysmorphe Störung, und es gibt dazu sehr wirksame und erfolgreiche Therapieansätze (als Beispiel: Leggenbauer & Vocks 2005; Brunhoeber 2009).

Wie unter »Liz Taylor« beschrieben, ist diese Sorge, nicht den gültigen Schönheitskriterien zu genügen, sehr weit verbreitet. Ich glaube nicht, dass es viele Menschen gibt, die sich von diesen Vorbildern freimachen können. Wie ein unsichtbarer Strom fließt uns dank der Medien die Vorgabe ins Unterbewusstsein, was ein »richtiges« Aussehen ist, und durchspült unser Erleben.[28]

Ich will mit dem Beispiel eine ca. 25-jährige Patientin vorstellen, die sich auch mit ihrem Aussehen herumschlug. Dies war Teil einer allgemeinen Störung des Selbstwertes und einer rezidivierenden Depression. Diese war bereits abgeklungen, und die Behandlung der Selbstwertstörung hatte bereits erste Erfolge gezeigt.

Im Rahmen des TSK war die Patientin bei einer Übung angekommen, bei der sie sich im Spiegel achtsam ohne Abwertung betrachten sollte (Güroff 2016, S. 80), was ihr mehr schlecht als recht gelang. Die Patientin hatte geklagt, unattraktiv, zu dick und zu hässlich gekleidet zu sein. Ich bat sie, ein Bild zu suchen, das sie selbst zeigen sollte, so wie sie sich äußerlich erlebt.

P: »Ich sehe mich selbst auf einer Parkbank sitzen. Ich bin sehr dick und habe graue Sachen an, meine Haare sind strähnig und ich glotze (O-Ton) vor mich hin. Um mich herum sind lauter muntere Menschen; sie lachen miteinander. Die Frauen sind alle schlank und bunt angezogen. Ich sehe, wie sie den Männern gefallen. Mich schaut keiner an.«

---

28 Als ich vor wenigen Jahren in Singapur war, fielen mir in Kosmetikläden Produkte ins Auge, die den dort lebenden Frauen zu einer hellen Haut verhelfen sollen. Zudem gab es Schminktipps (von angebotenen »Schönheitsoperationen« abgesehen), wie sie ihre mandelförmigen Augen vergrößern und runden können. Bei uns gibt es Bräunungscremes. Das Aussehen muss auf jeden Fall verändert werden, die Menschen müssen in jedem Fall dazu gebracht werden, ihr von Natur gegebenes Aussehen abzuwerten. Verunsicherte Menschen sind gut manipulierbar. Das bringt Geld.

Th: »Was tun Sie gerade?«

P: »Na ja, ich glotze halt vor mich hin; sonst nichts.«

Um die Schilderung nun abzukürzen, fasse ich den weiteren Verlauf zusammen. Ich steuerte nur durch weiterführende Fragen, wie: »Was geschieht jetzt?«, »Können Sie mit der Person reden?«, »Brauchen Sie von jemandem Hilfe?«, »Was empfiehlt/rät diese Hilfsperson?«, »Was lässt sich verändern?«.

Bei Veränderungen im Bild wurde die Frage »Wie fühlt sich das nun an?« immer wieder gestellt.

Im vorliegenden Fall sah sich die Patientin durchweg von außen, aber die Gefühle spürte sie sehr wohl in sich, gewissermaßen mit der Person im Bild. Das Bild entwickelte sich nun folgendermaßen:

Zunächst wendete sie das bisher Gelernte aus dem TSK (Güroff 2016) an: Sie hob den Kopf, setzte sich aufrecht hin und schaute sich genauer um. Sie sorgte dann im Bild dafür, dass nicht nur die Schönen und Schlanken um sie herum waren, sondern alle Figuren und Altersgruppen, alle Kleidungs- und Körperformen und etliche auch allein. Dies entlastete sie bereits, zumal schon dieser erste Schritt eine überraschende Veränderung an ihr selbst bewirkte: Sie sah eine bunte Kette um ihren Hals, die sie sehr liebte, und sie sah, wie der Wind in ihren Haaren spielte, was ihr gefiel.

Als Hilfsperson wählte sie sich selbst. Sie saß nun neben sich; ein Ebenbild: dick und grau, aber gesprächiger, energischer und belebter. Das helfende Ich fand nun klare Worte: »Mensch, wie wir zwei hier herumsitzen, grau und fett; und daheim hängen zwei richtig schöne Kleider, die heute zum Wetter passen würden. Jetzt bleib mal ein bisschen aufrecht sitzen wie vorhin, und wir zwei schauen uns weiter um. Dann stehen wir mal auf. Ich schau dich an und du mich. Sooo fett sind wir nämlich nicht.«

Diese Bildveränderung war sehr hilfreich. Die Patientin konnte sich und ihre Helferin nun stehen sehen, von allen Seiten betrachten und entdeckte, dass sie zwar »gut beieinander« waren, aber nicht fett.

Schließlich rannten beide nach Hause, wo sie eine Dusche nahmen, die Haare frisierten und das bunte Kleid anzogen. Danach setzten sie sich beide wieder auf die Bank. Die Veränderung war eklatant. Viel hatte sich im Gesamtbild verändert: Sie saß neben sich, bunter, fröhlicher, aufrechter; sie betrachtete die völlig veränderte Umwelt (Güroff 2016, S.77, Szene 6), musste sich dabei etwas korrigieren, weil sie mit ihrer Ich-Helferin lästern wollte (»Schau mal, die dort, die ist echt fett jetzt …«).[29]

Sie fühlte sich stärker und mutiger. Sie spürte sehr gut, dass ihr Selbstbild von ihrer Haltung, ihrer Körperpflege und ihrer Kleidung beeinflussbar war. Sie genoss es, sich selbst bei sich zu haben. Und die Umsetzung in die Realität war die logische Folge. Zunächst trug sie immer noch unauffällige, aber buntere Kleidung. Im Verlauf des TSK (Güroff 2016, S.120, Szene 15) wagte sie es immer mehr, auch Dinge zu tragen, mit denen sie auffiel.

Diese Imagination war eine von mehreren. Immer wieder konnte die Patientin das zunächst negative und belastende Bild verändern, und die umsetzbaren Aspekte in die Realität übertragen.

Allerdings blieb, wie bei vielen Menschen, ein schmerzender Rest, der unmittelbar nicht auflösbar war. Bei allen Bildveränderungen, bei allen kognitiven Maßnahmen, bei allen adäquaten Korrekturen (Körperpflege, Friseurbesuch, gute Kleidung, gute Ernährung, Sport) bei allen Erkenntnissen über Fakes in den Medien und bei allen Selbstsicherheitsübungen: Sie gefiel sich nicht. Ihr Aussehen entsprach nicht dem Wunschbild. Aus.

Was tun? Das Zauberwort heißt: Akzeptanz und Liebe zu sich: »Ich bin, wie ich bin, und ich liebe mich.«

Dieser letzte Schritt ist durch nichts zu ersetzen, und es gibt keine psychologischen oder medizinischen Hilfen, die das Aussehen so gestalten, dass ein Mensch dauerhaft damit glücklich ist, wenn er diesen Grundsatz nicht verinnerlicht.

Diese Selbstakzeptanz und die Liebe zu sich sind dabei das Therapieziel. Und diese Potentiale sind nicht nur auf das Aussehen beschränkt, sondern sind in einem sehr breiten Behandlungsplan zu verorten.[30]

---

29 Im TSK (Güroff 2016) ist ein wichtiges Ziel, sich von der Abwertung, sowohl von sich selbst als auch von anderen, loszulösen.

30 Erlauben Sie mir hier einen Witz, der das Problem ganz gut verdeutlicht: Der verkaterte Mann steht am Morgen vor dem Spiegel und sagt zu sich: »Ich kenn dich nicht, aber ich rasiere dich trotzdem.«

In der Literatur findet sich eine sehr hilfreiche Maßnahme (Legenbauer & Vocks 2005; Brunhoeber 2009): die Körperkonfrontation mit Zulassen und Wahrnehmen aller Gefühle der Trauer und der Enttäuschung über das eigene Aussehen, bis Habituation (Gewöhnung) eintritt. Dabei geschehen dann allerdings »Wunder«, denn die Patientin lernt nicht nur, sich mit ihrer vermeintlichen Unattraktivität »abzufinden«, sondern es entstehen tatsächlich ganz neue Formen der Selbstwahrnehmung und Selbstschätzung. Man ist in der Lage, sich in neuem Licht zu sehen.

Die Gedanken der anderen

Was denken die anderen, wenn ich …

Das ist ebenfalls eine zentrale Sorge, die uns TherapeutInnen immer wieder hartnäckig begegnet. Sie ist im Menschen angelegt, denn die Zugehörigkeit zur sozialen Umgebung ist ein wesentliches Grundbedürfnis des Menschen. Ohne die anderen kommen wir um. Nur Eremiten bekommen das irgendwie hin, aber die meisten Menschen sind nicht für das Eremitendasein geschaffen.

Wenn uns nun die anderen in Gedanken oder gar in ihrem Verhalten ablehnen, abwerten, verachten, ist unsere seelische Existenz gefährdet.

Ein Patient, der auch immer wieder hängen blieb an der Sorge, was die anderen denken, konnte sich ein Bild davon machen: Er sah zunächst eine große Gruppe von Menschen, einige waren bekannt, einige fremd. Aus deren Köpfen entsprangen plötzlich zahlreiche unterschiedliche Tiere, die um ihn herumflogen, krochen und liefen: gefährliche Schlangen, nette Hamster, Katzen und Hunde, große und kleine Vögel, Stechfliegen, die ganze Tierwelt war versammelt. Immer wenn er etwas tun wollte, schaute er diese Tiere an und versuchte, sich so zu verhalten, dass alle ruhig blieben. Am meisten fürchtete er die Schlangen und die Stechfliegen, denn die hatten ihn auf dem Kieker.

Um auch diese Geschichte abzukürzen: Er war ein schlauer Regisseur und hatte eine Reihe von Hilfspersonen an seine Seite gestellt: Tierfänger, Schlangenbeschwörer, Hundeflüsterer und dergleichen mehr. Die kümmerten sich um die gefährlichen Tiere in vielfältiger

Weise.[31] Und die freundlichen, liebevollen, neugierigen und stolzen Tiere konnte er zu sich kommen lassen. Einige Tiere fanden es gut, was er zu tun vorhatte; einige verstanden ihn, hätten aber anders entschieden; einige bewunderten ihn; einige unterstützten ihn.

Das Fazit für ihn war: Er wird nicht untergehen, er wird nicht verloren gehen, er wird nicht vereinsamen. Neben den ablehnenden hat er auch Zugang zu einer Menge wohlwollender Menschen, die ihn begleiten.

Eine wesentliche Erfahrung im Rahmen meiner langjährigen therapeutischen Arbeit ist, dass viele meiner PatientInnen im Laufe der Verselbstsicherung und der positiven Veränderung auch ihre sozialen Bezüge veränderten. Manipulative Bekannte, abwertende FreundInnen, toxische Mitmenschen verschwanden immer mehr aus den sozialen Beziehungen meiner PatientInnen. Sie wurden aber nicht ersatzlos gestrichen, sondern neue Menschen kamen hinzu, die viel besser »passten«, die akzeptierend und wohlwollend sein, bei Kritik kompetent vorgehen konnten, das Sosein des anderen Menschen wertschätzen konnten.

Das Bild als solches

Es gibt Bilder, die uns als solche quälen. Sie fallen den Menschen immer wieder ein, erzeugen Gefühle von Angst, Traurigkeit, Ekel etc. und können nicht auf die Schnelle verändert oder bearbeitet werden. Es gibt gute Möglichkeiten, sich von solchen Innenbildern zu distanzieren und damit ihre unselige Wirkung zu bannen.

Mit den folgenden Vorschlägen nähern wir uns Techniken, die ein in der ACT beschriebenes wesentliches Prinzip verdeutlichen: das der Defusion (zum Beispiel Klingen 2021; Wengenroth 2016 und 2017). Es bedeutet, dass mit einem belastenden Bild umgegangen wird wie mit etwas außerhalb von uns, etwas, das mit uns nichts zu tun hat, das etwas darstellt, was wir zwar haben, aber nicht sind etwas, dem wir nicht unterworfen sind.

31 Zunächst wollte er sie auch keulen lassen, aber da erlaubte ich mir einzugreifen. Ausmerzen von Gegnern ist nicht zielführend, das haben die millionenfachen Kriege in der Menschheitsgeschichte gezeigt (s. hierzu auch die Geschichte vom bösen Wolf).

So haben es viele PatientInnen als sehr hilfreich erlebt, das Bild inhaltlich nicht zu verändern, wohl aber damit umzugehen, als sei es eine Photographie oder ein Film außerhalb von ihnen. Sie werden gewissermaßen zu Gegenständen, die auf vielfältige Weise entsorgt oder mit Abstand betrachtet werden können. So geschieht eine zweifache Distanzierung und die Bilder verlieren ihre Macht und damit die schlimmen Gefühle, die sie erzeugen.

Ein Bild in eine Photographie verwandeln und wegwerfen
Eine meiner Patientinnen hatte ein Störbild, das ihr Verdruss bereitete. Immer wieder sah sie ihren längst verstorbenen Großvater vor sich, wie er schlampig, übelriechend und ungepflegt durchs Haus schlurfte. Sie hatte sich als Kind etwas gefürchtet und auch geekelt vor ihm. Er tat ihr nichts zu Lebzeiten, aber er tauchte immer wieder auf vor ihrem geistigen Auge und störte ihr Befinden. Sie ließ das Bild in ihrer Vorstellung zu einer Photographie »erstarren«, stellte sich vor, wie sie es zerriss und in den Müll warf, sich abwendete und sich nicht weiter damit befasste. Dies tat ihr gut, und sie wiederholte den Vorgang konsequent, wenn das Störbild auftauchte. Wenn das Bild des Großvaters dann im Müll war, holte sie sich ein Bild, welches aus der gleichen Zeit ihrer Kindheit stammte und schaute es an: die Schwester, mit der sie immer viel lachen konnte.

Vorbeiziehen lassen
Eine Patientin setzte sich in der Vorstellung an ein Flussbett, warf in ihrer Phantasie ihr Störbild ins Wasser und schaute zu, wie es langsam schaukelnd vom Wasser weggetragen wurde. Dann nahm sie – ebenfalls in der Phantasie – die Bäume um sich wahr, den Himmel, die Wärme, hörte den Vögeln zu und spürte die Entspannung in sich.

Wegziehen lassen
Oft verwandelten meine PatientInnen ihre Gedanken in Bilder und brachten sie zum Bahnhof, legten sie in einen Zug und schauten zu, wie der Zug mit den Bildern davonfuhr. Eine Patientin genoss den Anblick der immer kleiner werdenden Schlusslichter des Zuges und

stellte sich vor, wie sie selbst danach durch die Läden im Bahnhof schlenderte.

Einige bevorzugten die Natur statt der Technik und schickten die Bilder zum Himmel auf die Wolken und schauten zu, wie sie von diesen davongetragen wurden. »Das (das Bild) wird dann irgendwo in kleinen Schnipseln heruntergeregnet und verschwindet im Erdboden.«

Verbuddeln
Eine Patientin liebte es, das Bild zu zerfleddern und auf einem Friedhof zu vergraben (imaginativ!!).

Auf einem Bildschirm speichern und löschen
Wieder einige speicherten ihr Bild auf einem imaginativen Bildschirm, hielten diesen an und drückten die Löschtaste.

Minimalisieren
Eine Patientin hatte ein Buch aus ihrer Kindheit in Erinnerung. Da gab es einen Zauberer, der alles zur Unsichtbarkeit verkleinern konnte. Sie stellte sich das vor und schaute zu, wie ihr Bild immer kleiner und kleiner wurde und schließlich die Größe eines Virus hatte, unsichtbar war und von irgendwelchen Killerzellen außerhalb von sich gefressen wurde.

Durch eine Scheibe anschauen
Immer, wenn sie ein Bild hatte, welches sie belastete, schob eine Patientin zwischen sich und das Bild eine Scheibe. Diese musste in ihrem Fall schmutzig sein. Dann sah das Bild so verändert aus, dass es seine Wirkung verlor.

Die folgenden Beispiele folgen diesem Prinzip und sprechen für sich:

Von einem Schutzraum aus durch ein Fenster schauen, und von da das Bild betrachten

Auf einem Bildschirm anschauen, von einem Sessel aus, eventuell neben einer (Schutz-)Person sitzend

Durch ein Fernrohr betrachten

In der Farbe verändern

Viele PatientInnen erlebten es als hilfreich, ihre Störbilder in der Farbe zu verändern. Sie stellten sich etwa vor, dass sie eine Tinte darüber gossen und das ganze Bild dann entsprechend rot oder schwarzblau wurde.

Einer Schutzgestalt geben

Und hier zum Schluss noch eine sehr berührende Imagination. Ich erinnere mich an eine religiöse Patientin, die zum großen Glück von ihrer Familie ein liebevolles und schützendes Bild von Gott vermittelt bekommen hatte. Sie war eindeutig eine hochsensible Persönlichkeit (als Beispiel: Meinersen et al. 2022) und sah immer, wenn sie schlimme Nachrichten las oder hörte, sofort das Geschehen deutlich vor sich und litt darunter mit allen Sinnen. Sie lernte, diese Bilder ebenfalls zu Gegenständen erstarren zu lassen und sie Gott in die Hände zu schicken. Sie legte sie in der Vorstellung an einen geheimen Platz in ihrem Garten und bat Gott, sie dort abzuholen. Das tat er auch immer zuverlässig.

Ein Beispiel für eine Defusion auf spiritueller Ebene.

Diese Interventionen sind oft hilfreich und können durchaus ausreichend in einem ansonsten funktionierenden Therapieprozess sein. Wenn sie jedoch nicht ausreichen, die Bilder immer wiederkehren oder dominieren, ist es nötig, auf die beschriebenen ausführlichen Maßnahmen zuzugehen. Oder es handelt sich um Intrusionen, wie wir sie als Traumafolgen kennen. Dann ist eine Traumatherapie notwendig (z. B. Huber 2020).

2.2.2.5 Arbeit mit Erinnerungen

Wir kennen ein Phänomen, welches ich das Leiden an Erinnerungen nennen möchte. Ich spreche hier nicht nur das Phänomen der massiven Traumatisierung an, die zu einem sehr konkret beschreibbaren Krankheitsbild, dem der posttraumatischen Belastungsstörung, führt. Diese schwere psychische Belastung bedarf einer speziellen Behandlungsform (als Beispiel Huber 2020).

Ich meine die »alltägliche« schmerzhafte Erfahrung, dass uns immer wieder Erinnerungsbilder plagen von Situationen, in denen wir verletzt, ungerecht behandelt, geschmäht wurden. Diese Bilder können im Therapieprozess eine zentrale Rolle spielen (»Mein Vater nannte mich immer eine dumme Nuss«, »Meine Schwester machte mich immer lächerlich vor anderen«, »Mein Lehrer machte mich immer wieder fertig« …), und sie sind traumatischen Erfahrungen durchaus ähnlich.

Diese Erinnerungen fühlen sich wie festgefügt an. Die Menschen erleben sie als schlimme Dinge, die ihnen widerfahren sind und die deshalb auch so schlimm sind, weil sie nicht mehr zu ändern sind. Die PatientInnen leiden darunter, holen sich die Erinnerung immer wieder her und damit die Gefühle der Verletzung, ruminieren und grübeln (s. »der Schmiss«). Und sie kommen zum Ergebnis: »Weil mir das passiert ist, kann es mir nicht gutgehen.«

Und doch gibt es da sehr wohl Hilfen, u. a. aus der Arbeit mit inneren Bildern.

Wir wissen, dass unser Gehirn alles, was wir denken, tun und aussprechen, aufnimmt und verarbeitet, als seien diese Vorgänge real.

Das ist zum Beispiel die Grundlage für die hoch wirkungsvolle Arbeit mit Rollenspielen. Wenn eine Patientin im Rollenspiel selbstsicheres Verhalten übt, indem sie ihrem Gegenüber fest in die Augen schaut und mit deutlicher lauter Stimme ihren reservierten Platz im Zug einfordert (Güroff, 2016, S. 97, Szene 11), dann fühlt sie sich auch sicherer, denn ihr Gehirn bildet das Geschehen als real ab.

Wenn sie denkt, wie fürchterlich doof sie ist, dann fühlt sie sich auch fürchterlich doof, wird mehr Fehler machen und ungeschickt an Aufgaben herangehen, denn ihr Gehirn nimmt das für bare Münze.

Wenn sie jedoch diese negativen Gedanken verwandeln kann in selbstfürsorgliche, dann wird ihr Gehirn dies ebenfalls entsprechend speichern.

Und so geschieht es auch mit unseren Innenbildern aus der Erinnerung: Wenn wir haften bleiben bei den negativen Situationen, sie immer und immer wieder herholen und »wiederkäuen«, dann zeigen wir unserem Gehirn immer aufs Neue, was uns Schreckliches passiert ist. Und unser Gehirn produziert brav alle zugehörigen Gedanken und Gefühle und »versichert« uns immer wieder, wie schlimm es uns ergangen ist. Und wir können dann, getreu dem Prinzip des Teufelskreises, dies als Basis nehmen für die vermeintliche Erkenntnis, dass es für uns keine Heilung gibt.

Innenbilder, Erinnerungen, sind aber ein Konstrukt. Wir bauen uns unsere Erinnerungen, und es steht uns zum einen frei, schöne Erinnerungen zu suchen, zum anderen aber auch Erinnerungen zu verändern, neue zu konstruieren.

Die Technik des imaginativen Überschreibens bei der Traumatherapie basiert auf dieser Tatsache (z. B. Seebauer & Jacob 2021).

Achtung, wichtig! Das Bezaubernde ist, dass Menschen, die verändernd an ihren Erinnerungen arbeiten, immer genau wissen, was sie tun. Sie machen sich nichts weis; sie reden sich nichts ein.

Die Technik darf also nicht verwechselt werden mit Schönfärben und Ausblenden von belastenden Ereignissen und so tun, als sei »alles immer gut gewesen«. Dies ist ein pathologisches Phänomen, dem wir oft in der Psychotherapie begegnen: die Leugnung der Ambivalenzen, oder in der Sprache der Verhaltenstherapie, die Vermeidung der Konfrontation mit negativen Ereignissen und Gefühlen.

Typische vorschnelle, scheinbar selbstberuhigende Interpretationen wären: So hat der das doch nicht gemeint; oder: Man muss auch verzeihen können; oder: Nimm dich nicht so wichtig; oder: Alle müssen mal durch etwas Unangenehmes durch; oder: Mein Vater hat mich auch mal geohrfeigt, und es hat mir nicht geschadet; oder: Denk nicht mehr dran.

Wenn wir mit Erinnerungen imaginativ verändernd arbeiten, wissen wir vom ursprünglichen Bild. Nur: Wir ergänzen, verändern unser damaliges Verhalten, bitten Schutzpersonen ins Bild. Und allmählich verändern sich unsere Gefühle zum Geschehen. Es ist wie ein »Gutmachen«, ein nachträgliches In-Ordnung-Bringen in der Vorstellung. Und wie durch ein Wunder verziehen sich manchmal die dunklen Wolken, in die diese Erinnerungsbilder eingehüllt sind.

Aber zunächst für den Einstieg eine Imaginationsübung, die eine sehr überraschende Wirkung auf das Wohlbefinden zeigt:

Das Leben in schönen Bildern (s. auch »Die klare Brille«, S. 60)
Gerade depressive PatientInnen tendieren dazu, ihr Leben »durch die schwarze Brille« zu betrachten, alles Positive wird ausgeblendet, und nur die schmerzhaften und negativen Erfahrungen werden betrachtet. Dieses vertieft im Sinne eines Teufelskreises das depressive Leiden.

Die Therapeutin kann die Patientin bitten, ihr Leben als Film oder als Sammlung von Bildern vor dem geistigen Auge auftauchen zu lassen mit der Anweisung: »Bitte sammeln Sie einmal nur die schönen Bilder und schildern Sie sie mir, damit ich sie mir auch vorstellen kann.« Da kam als Beispiel von einer Patientin die folgende Szene: »Mein Großvater hatte einen Schrebergarten, wo wir Kinder mit unseren Eltern manchmal am Sonntag waren. Der Großvater sieht uns kommen und lächelt, als er mich sieht und sagt: ›Da kommt ja mein Goldfisch.‹ Und er breitet die Arme aus und ich laufe auf ihn zu und falle ihm in die Arme.« Sie lächelt versonnen und setzt dann fort: »Aber er ist ja dann später an Krebs gestorben«, und ihr Gesicht wird sehr ernst und traurig.

Th: »Ja, das ist geschehen, aber ich bitte Sie, sich einmal nur auf diese wunderschöne Situation zu konzentrieren. Denn, egal, was später geschah: Diese Situation ist ein Schatz in Ihrem Leben. Dieser Schatz ist als solcher unveränderlich in Ihnen verankert. Bitte schauen Sie noch einmal nur auf dieses Geschehen: Ihr Großvater freut sich sichtlich, dass Sie kommen. Er scheint sich sogar speziell über Sie zu freuen; er nennt Sie seinen Goldfisch und fängt Sie auf. Schauen Sie genau hin, was fühlen Sie da?«

P: »Ich bin so arg berührt; ich liebe ihn so sehr, und ich bin so aufgehoben bei ihm.« Die Patientin weint.

Th: »Was sind das für Tränen?«

P: »Ach, Wehmut, aber auch ein bisschen Scham, weil ich das so ausgeblendet habe in den ganzen Jahren. Das war ja wirklich so schön.«

Th: »Und dieses so Schöne, wie fühlt sich das genau an?«

P: »Ja, lieb, geborgen. So schön.« Sie war tief versunken; ihr Gesicht entspannte sich deutlich; sie lächelte.

Th: »Wo fühlen Sie jetzt dieses schöne Gefühl der Liebe und Geborgenheit?«

Die Patientin legt die Hand auf die Brust: »Da.«

Th: »Konzentrieren Sie sich nun ganz auf dieses Gefühl in Ihrer Brust unter Ihrer Hand. Spüren Sie es und machen Sie sich klar, dass dieses Gefühl Ihnen gehört, dass Sie die Fähigkeit haben, es zu erleben. Ihr lieber Großvater wird Sie immer wieder dahin führen, wenn Sie diese Erinnerung an ihn herbeiholen.«

Die Imagination, die mit dem begleitenden Gefühl vertieft wurde, hat diesen Erinnerungsschatz deutlich mehr in das Bewusstsein geholt und im Erleben verankert als die reine Erzählung.

Wir blieben aber nicht bei dieser einen Situation. Die Patientin bekam die Aufgabe, alle Erinnerungsbilder wie in einer Lebenslinie aufzuschreiben, die ihr gutgetan haben, die bereichernd und schön waren. Da kam eine Menge zusammen. Und diese Geschichte der schönen Bilder durfte sie mir und sich und lieben Freunden immer wieder erzählen.

Um Missverständnisse zu vermeiden: Die belastenden Ereignisse werden im Therapieprozess natürlich nicht ausgeblendet, sondern sind Gegenstand der Behandlung.

In diese Rubrik würde auch die Imagination vom »eilenden Vater« und der »Nachbarin« passen (s. »Schützende Personen«, S. 112).

Veränderung des eigenen Verhaltens im Erinnerungsbild

Der Schüler zeigt es dem Lehrer

Im Internet findet sich unter dem folgenden Link ein Vortrag von Michael Linden:

https://www.youtube.com/watch?v=a6_OGoE8pGc

Er stellt dabei seine Forschungsergebnisse zum Thema Schuld und

Vergebung aus klinisch-psychologischer Sicht vor, die im Übrigen zum Repertoire einer jeden Psychotherapeutin gehören sollten (Linden 2017). Er zeigt, wie Menschen ihre Verbitterungen bearbeiten können, wie sie sich von den emotionalen Folgen von quälenden Erinnerungen befreien können. Ab Minute 51.30 finden Sie ein herrliches und sehr amüsantes Beispiel für die mögliche Beeinflussung einer unschönen Erinnerung. Linden erzählt von einer Szene mit einem sehr unangenehmen und ungerechten Lehrer. Er erzählt des Weiteren, dass er sich diesem Lehrer gegenüber dann ordentlich gewehrt und es ihm einmal so richtig gezeigt habe, »was ein Schüler ist«. Dann sagt er den ZuhörerInnen, dass das natürlich so nicht stattgefunden hat, ihm diese »Erinnerung« trotzdem gefalle. Sein Satz: »Ich denke an Dinge, die nicht stattgefunden haben«, ist der Schlüssel zu der imaginativen Arbeit, um die es mir hier geht.

Das Beispiel von Linden zeigt eine Veränderung des Erinnerungsbildes durch die Veränderung des Verhaltens des Schülers Michael Linden in dem Bild. Statt zu schweigen, was er damals sehr wahrscheinlich getan hatte, stellt er sich nun heute vor, wie er als Junge dem Lehrer Paroli bietet, wie er ihm »die Meinung geigt«.

Wenn die TherapeutIn dies mit ihrer PatientIn durchspielt, darf sich diese viel Zeit lassen bei der imaginativen Gestaltung des neuen Bildes. Hilfreich ist auch, wenn die PatientIn das wehrhafte Verhalten laut ausspricht, wenn sie sich den Lehrer vorstellt, wie er vor ihr steht. Und die TherapeutIn fragt immer wieder nach den neuen Gefühlen, bis sich das Bild vervollständigt hat.

Und dieses neue Bild ist dann die Hausaufgabe für die PatientIn: Sie möge sich in der Folgewoche viel mit dem neuen Bild befassen und es immer wieder durchspielen.

Installation von helfenden und schützenden Personen in die Erinnerung

Das innere Kind

Die Beschäftigung mit dem Kind, das wir waren, also dem »inneren Kind« findet sich vielfach in der psychotherapeutischen Literatur (zum Beispiel Chopich & Paul 1993). Dieses Kind-Ich taucht immer wieder auf in unseren Träumen, in unseren Innenbildern und versteckt in unseren Gefühlen. Dabei spielen belastende Szenen und Ereignisse eine große Rolle. Dieses Kind existiert in uns. Viele erinnern sich noch sehr genau, manche weniger. Sehr viele störende Gefühle stammen aus der Kindheit. Und auf vielfältige Weise tauchen dann Bilder aus verschiedenen Epochen der Entwicklung auf.

In der therapeutischen Arbeit stoßen wir oft auf Blockaden bei unseren PatientInnen. Der Therapiefluss scheint zu stagnieren, sie schaffen es nicht, über innere Hindernisse zu gelangen.

Im TSK (Güroff 2016) kann »plötzlich« eine Übung zu schwer werden, bei einer Phobienbehandlung kann der nächste Schritt auf einmal nicht mehr gemacht werden, in der Depressionsbehandlung gelingt es scheinbar wie aus dem Nichts nicht mehr, die weiteren Schritte zu gehen.

Eine zielführende Maßnahme kann, wie im folgenden Beispiel, die Bitte der Therapeutin sein, die Patientin möge sich einmal auf dieses blockierende Gefühl konzentrieren, es gewissermaßen in sich orten und stärker werden lassen.[32] Dann bittet sie die Patientin, dieses Gefühl zu beschreiben: »Wo spüren Sie es, wie fühlt sich das körperlich an?« Die Patientin antwortete dann: »Es sitzt in der Brust, über dem Herzen. Da ist alles hart und eng und unter Druck, wie wenn ein Stein darauf liegen würde.«[33] Nun folgen die Grundfragen, mit denen die Therapeutin versucht, Bilder aus der Lebensgeschichte zu finden, die zur Blockade beitragen könnten: »Erinnert Sie dieses Gefühl an etwas? Kennen Sie dieses Gefühl von früher?« Diese Patientin[34] antwortete nach einigem Suchen: »Ja, das kenne ich aus der Schule. Ich hatte immer Angst in die Schule zu gehen.«

---

32 Es ist evident, wie wichtig für eine solche Arbeit eine auf Vertrauen basierende therapeutische Beziehung ist.

33 Hier bietet sich übrigens auch ein weiteres Vorgehen an, wie unter »Das Bild weiterentwickeln«, S. 167.

34 Die Patientin war eingebunden in ein verhaltenstherapeutisches Konzept zur Behandlung einer diagnostizierten mittelgradigen rezidivierenden Depression und einer ängstlich-vermeidenden Störung. Sie durchlief dazu u. a. ein TSK (Güroff a. a. O.), in dem sie Kompetenzen zur Abgrenzung, Wehrhaftigkeit und vieles andere lernte. Diese sozialen Kompetenzen konnte sie zunehmend integrieren in die Imaginationen. So war sie schließlich Expertin ihrer selbst und konnte auch imaginativ mit den Personen aus ihrer Biographie sprechen.

Th: »Wie alt ist dieses Kind, von dem Sie gerade sprechen?«

P: »So sechs Jahre.«

Th: »Beschreiben Sie mir dieses Mädchen. Wie sieht es aus, wie schaut es drein, wo befindet es sich gerade?«

P: »Es steht vor der Schultür und hat einen billigen Schulranzen auf. Es hat billige Kleider an, die ungewaschen sind. Es weint und hat furchtbar Angst, in das Schulhaus zu gehen. Es ist zu spät dran, weil die Mutter verschlafen hat. Es steht da ganz allein. Wenn es reingeht, wird die Lehrerin schimpfen und die anderen werden wieder lachen.«

Die Patientin weint.

Th: »Nun lassen wir zwei uns viel Zeit und kümmern uns um dieses kleine Mädchen. Wir fühlen beide mit und wissen, wie es diesem Kind gerade geht. Und ich frage Sie nun, ob dem Kind oder Ihnen jemand einfällt, der dieses Mädchen trösten oder schützen könnte? Lassen Sie sich Zeit.«

Nach langer Pause, die Patientin hat sich etwas beruhigt, sagt sie: »Ja, ich sehe gerade Sie und mich, wie wir zu der Kleinen gehen.«

Th: »Wie sehen Sie das Bild? Sehen Sie jetzt drei Personen oder sind Sie im Kind und sehen uns zwei Erwachsene?«

P: »Ich sehe uns drei von außen.«[35]

Durch fördernde Fragen konnte dann die folgende Sequenz entwickelt werden: Die Patientin sah sich als Erwachsene als die Hauptfigur im Geschehen. Ich, die Therapeutin, war die beobachtende und die beiden begleitende Person, die nur für »Notfälle« anwesend war. Die erwachsene Patientin neigte sich der kleinen Sechsjährigen zu und nahm sie bei der Hand. Sie gab ihr ein Taschentuch und trocknete das nasse Gesicht. Sie sagte zu diesem inneren Kind: »Ab jetzt bleibe ich neben dir und begleite dich, wenn du mich brauchst. Ich führe dich überall hin. Jetzt wirst du nicht mehr allein sein, denn du hast jetzt mich, die große Veronika (ich nenne die Patientin einmal so). Und die Frau Güroff passt mit auf. Die kleine Veronika schaute

35 Es könnte sein, dass sich die Patientin in dem Kind befindlich sieht und fühlt. Dann sieht sie die zwei Helferinnen mit den Augen des Kindes. Erfahrungsgemäß switchen die PatientInnen aber auch zwischen den beiden Varianten. Nur bei massiv angstbesetzten Situationen habe ich die Sicht von außen lanciert. Der Vorteil dabei ist ein Schutz durch Distanzierung im Bild.

die große mit weit geöffneten Augen an und nickte. Dann sagte die große: »Jetzt gehen wir beide in die Schule. Du brauchst keine Angst haben, es passiert nichts. Ich werde mit der Lehrerin und den anderen reden. Ich rede auch mit deiner Mutter. Wirst sehen, wir zwei stemmen das ab jetzt.«[36]

Sehr wichtig sind nun wieder eingehende Fragen nach dem Erleben: »Wie geht es dem Kind, der kleinen Veronika; wie fühlt die sich; wie geht es der großen Veronika; wie fühlt die sich?«

Die Patientin berichtete unter vielen Tränen von Gefühlen der Erleichterung und Hoffnung bei der Kleinen, von Gefühlen der Berührung, der Wehmut und ebenfalls der Hoffnung bei der Erwachsenen. Und da die Erfahrung so neu war, schoben sich auch Zweifel und Ängste dazwischen, ob diese Technik helfen kann.

Diese hier geschilderte Intervention ist eine von zahllosen Beispielen. Sie ist in der Tat hochwirksam. Die Arbeit mit dem inneren Kind ist eine Maßnahme, die nicht nur einmal in einer Therapiesitzung angewendet werden sollte. Vielmehr ist sie, einmal etabliert, eine die gesamte Behandlung begleitende Hilfe.

Noch ein Hinweis: Es besteht die Möglichkeit, diese Imagination in eine konkrete Übung umzuwandeln. Die Patientin kann dazu aufstehen und das imaginierte kleine Mädchen bei der Hand nehmen, durch den (Therapie-)Raum führen und dabei laut mit dem Kind sprechen. Diese Übung vertieft noch einmal das Erleben.

Die Hausaufgabe für Veronika war, dass sie ab nun öfter ihrem inneren Kind begegnen soll und mit ihm sprechen.

An dieser Stelle verweise ich auf meinen Artikel in der Zeitschrift *Resonanzen* zum Einsatz von imaginativen Techniken im Rahmen des Trainings sozialer Kompetenzen (Güroff 2018): Ein Patient, der bei mir an einem TSK teilnahm, konnte sich in der Imagination als kleinen Jungen bei den einzelnen Übungen mitnehmen. Im Artikel schildere ich die Arbeit ausführlich. Er ist zu finden unter: https://www.resonanzen-journal.org/index.php/resonanzen/article/view/426

36 Diese Aussage der großen Veronika basiert auf der Sicherheit, die sie bereits im Rahmen der Behandlung erworben hatte; zum Beispiel hat sie gelernt, wie man mit einer Person spricht, die man um ein verändertes Verhalten bittet.

Eine Schutzperson greift in das Geschehen ein

Sehr ähnlich der »Kommunikation mit den Gestalten im Bild« ist die Kommunikation mit Gestalten aus der Erinnerung.

Die Schutzperson kann nun auch in das Geschehen imaginativ eingreifen. Im dargestellten Fall der Patientin Veronika habe ich sie zunächst gefragt, wer von den beiden Schutzpersonen, die erwachsene Veronika oder ich, als Nächstes das Gespräch mit der Lehrerin führen solle. Sie entschied sich für mich, weil sie ein Modell wünschte. Ich begleitete also die kleine und die große Veronika in das Klassenzimmer. Dort stand die Lehrerin und schaute uns streng an.[37]

Ich bat Veronika, sich nun Folgendes vorzustellen: »Ich gehe neben euch auf die Lehrerin zu und sage zu ihr: ›Kommen Sie bitte kurz mit uns vor die Tür, denn wir haben Ihnen etwas Wichtiges zu sagen.‹«

Veronika sah die Lehrerin zögern, dann nicken und sagen: »Aber nur kurz, ich kann die Klasse nicht alleine lassen.«

Th: »›Gut, dann gehen wir jetzt alle vier vor die Klassentür. Sie sollen bitte wissen, dass Veronika auf unsere und auch Ihre Hilfe angewiesen ist. Sie hat eine belastete Mama und kann als Sechsjährige noch nicht so gut für sich selbst sorgen, dass sie sauber angezogen und pünktlich zur Schule kommt. Deshalb sind auch wir zwei Erwachsenen gerade bei ihr. Veronika hat viel Angst und braucht uns. Wenn Sie mit ihr schimpfen, noch dazu vor den anderen in der Klasse, beschämen Sie sie und machen ihr noch mehr Angst. Und Sie spalten die Klasse. Veronika wird von den anderen gehänselt und kann sich noch nicht wehren. Ich möchte Sie ins Boot holen und um Ihre Unterstützung bitten.‹ Was sehen Sie jetzt? Wie reagiert die Lehrerin, wie fühlt sich die kleine Veronika?«

Die Imagination verlief gut; die Patientin konnte sich vorstellen, wie die Lehrerin etwas bestürzt reagierte, aber bereit war zu helfen. Und die Lehrerin trat vor die Klasse und sprach mit den anderen, dass sie Veronika besser aufnehmen sollen und mit ihr spielen. Die kleine Veronika in der Vorstellung war sehr bewegt und spürte ganz

37 Diese und alle weiteren Reaktionen der Lehrerin gab uns Veronika vor.

fein aufkeimende Gefühle der Sicherheit und des Schutzes. Und die große Veronika fühlte sich gestärkt und ermutigt, selbst mit den alten Gestalten von früher zu reden.

Diese Arbeit mit dem inneren Kind begleitete die Behandlung fortwährend.

Noch ein Wort zur integrierten Schutzperson: Im Grunde können alle Schutzgestalten als HelferInnen des inneren Kindes etabliert werden. Allerdings halte ich es für wünschenswert, wenn die erwachsene Patientin früher oder später auf jeden Fall auch im Hilfegeschehen integriert ist. Denn so werden die kognitiven Selbstinstruktionen »Ich kann mir helfen«, »Ich kann mein Leben in die Hand nehmen« und damit die Fähigkeit zum Selbstmanagement (Kanfer et al. 2012) besonders gut verankert.

Veränderung des Verhaltens der beteiligten Personen

Dies ist eine weitere Möglichkeit der Einflussnahme auf Erinnerungsbilder.

Der selbstunsichere Vater ☆

Ich erinnere mich an eine sehr sprechende Erinnerung, die mir eine Patientin geschildert hatte: »Ich war sechs Jahre alt und hatte eine Nachbarin angelogen, was die herausgefunden hat. Ich hatte, um sie zu ärgern, ihre Zeitung versteckt, und sie hat mich in Gegenwart meines Vaters zurechtgewiesen. Mein Vater genierte sich, glaube ich, furchtbar für mich. Ich sollte doch das Vorzeigemädchen sein.

Jetzt stehe ich in der Wohnung vor ihm. Er ist riesig groß und schaut mich wütend an. Er brüllt und schreit und droht. Er schreit, dass ich ihn blamiert hätte. Ich hätte ihn zum Deppen gemacht vor der Nachbarin, weil ich in seiner Gegenwart gelogen habe. Meine Mutter steht daneben und ringt die Hände; aber sie sagt nichts.«

Th: »Wie fühlen Sie sich?«

P: »Total verängstigt und beschämt. Ich habe Angst, dass er mich verprügelt.«

Th: »Was tut das Kind?«

P: »Ich weine und bettle, dass er mir nichts tut.«

Th: »Wie geht es weiter?«

P: »Er schreit mich an, dass ich das ja nicht mehr tun darf, sonst tut er mir doch etwas. Er hört dann aber auf und stürmt aus dem Zimmer. Meine Mutter heult.«

Ich ließ ihr nun erst viel Zeit bei dem Erleben der Gefühle der Angst, der Scham und der Erleichterung, dass der Vater die Situation beendet.

Dann: »Wenn Ihr Vater nicht diese massive Blamageangst gehabt hätte, wenn er selbstsicher gewesen wäre, wie hätte er reagiert?«

P nach längerer Pause: »Der hätte schon vor der Nachbarin anders reagiert, der Depp.«

Th: »Was fühlen Sie da gerade?«

P: »Ich krieg eine Wut auf den. Ich war ja das Opfer seiner eigenen Angst vor anderen.«

Th: »Schauen wir doch einmal genau hin, was er getan hätte, wenn er diese Angst vor anderen nicht gehabt hätte, wenn es ihm gleichgültig gewesen wäre, wie er und damit sein Kind vor anderen dasteht.«

P: »Er würde zu der Nachbarin sagen: »Frau Moserin, jetzt lassen wir es doch auf sich beruhen. So sind halt Kinder. Sie haben ja die Zeitung wiedergefunden. Ich wünsche Ihnen noch einen guten Tag. Komm, Inge (so nenne ich hier die Patientin), wir gehen in unsere Wohnung. Er nimmt mich bei der Hand.«

P: »Bitte fühlen Sie genau dahin: ihre kleine Hand in der großen des Vaters, Ihre Gefühle im Herzen.«

Inge »nickt und lächelt.

Th: »Wie geht es jetzt weiter?«

P: »Er führt mich in die Wohnung, wo meine Mutter steht und fragt, was da war. Mein Vater sagt ihr lachend. ›Ach, die Moserin hat wieder mal etwas zu mosern gehabt. Dieses Mal ging es um unsere Inge. Die hat ihr die Zeitung versteckt.‹ Jetzt lacht er, und meine Mutter lacht auch.«

Th: »Wie fühlt sich das an?«

P: »So schön, so leicht.«

Jetzt rollen Tränen. Inge öffnete die Augen und schaute mich an: »Ja, das wäre schön gewesen.«

Th: »Jetzt frage ich Sie mal: Wenn der Vater selbstsicherer gewesen wäre, wäre seine Reaktion realistisch? Ich meine, war er in anderen Situationen, in denen er sich nicht schämte, anders zu Ihnen?«

P: »Ja, schon; er war oft sehr lieb zu mir.«

Th: »Glauben Sie, dass er Sie im Grunde mochte?«

P: »Ja. Das war sicher so.«

Th: »Dann war es nur seine unbehandelte soziale Angst, die ihn Ihnen gegenüber so hat ausrasten lassen?«

P: »Wahrscheinlich, außerdem war er damals überhaupt sehr belastet. Ich glaube, der mochte meine Mutter auch nicht mehr so, und sein Job war anstrengend. Ach Mensch.«

Th: »Wie geht es Ihnen jetzt?«

P: »Ich bin traurig.«

Th: »Wenn Ihr Vater heute wüsste, dass Sie ihn in eine selbstsichere Rolle schlüpfen lassen; wie würde er dazu stehen?«

P: »Er würde sich, glaube ich, freuen.«

P: »Und Sie?«

Die Patientin lächelt: »Ja, ich auch.«

Nun folgt etwas ganz Entscheidendes. Ich gab mich mit diesem guten Ergebnis noch nicht zufrieden. Ich wiederholte die neue Szene zusammen mit Inge in ihrer Phantasie im Sinne einer geführten Imagination. Ich bat sie zudem, diese Szene zu Hause immer wieder anzuschauen und zu fühlen, wie wohl ihr die neue Sichtweise tut. Ich erklärte ihr noch einmal, was der Sinn dieser Übung ist. Auch wenn sich Traurigkeit mit hineinmischt in den Strauß der Gefühle, so kann sie doch imaginieren, was realistisch hätte sein können, wäre der Vater selbstsicher gewesen.

Die genaue und konkrete Veränderung des Erinnerungsbildes ist notwendig. Nur so kann eine Patientin die Veränderung auch spüren.

Hier war jetzt nicht nur die Veränderung des Bildes wirkungsvoll, sondern die Erkenntnis, dass die verletzende Person selbst unfähig war, die Situation angemessen zu lösen, und die Erkenntnis, dass dieser Vater seine Tochter im Grund liebte. Nicht aus Abneigung oder Ablehnung der Tochter hat er sich so verhalten, sondern aus eigener Selbstunsicherheit der Frau Moserin gegenüber.

Hinzuziehen von Verstorbenen

Eine spezielle Problematik ergibt sich bei der Arbeit mit Erinnerungen, wenn es sich um mittlerweile verstorbene Menschen handelt, denen gegenüber sich die Patientin vermeintlich oder wirklich schlecht, verletzend, kurz »falsch« verhalten hatte. Solche Erinnerungen sind mit massiven Schuldgefühlen verbunden und zeichnen sich ebenfalls dadurch aus, dass sie nicht gutzumachen scheinen.

Die Großmutter

Ein 78-jähriger Patient kam zu mir in die Behandlung mit einem sehr besonderen Problem: Er fühle sich altern und seine Zukunft sei eigentlich die Vorbereitung auf das Ende des Lebens. Er habe eine Reihe von Enkeln, lauter Buben, die ihm Freude bereiten, habe immer noch seine Frau, mit der er durch Höhen und Tiefen im Leben gegangen sei, was sie beide »unzertrennlich« gemacht habe, und er sei noch »halbwegs« gesund und altersentsprechend fit. Es sei also eigentlich alles in Ordnung, und er fühle sich auf einer guten »Endzielgeraden« des Lebens. Der Tod schrecke ihn auch nicht. Eine Erinnerung habe er aber, und die komme ihm immer wieder quälend in den Sinn: Seine Großmutter, die er sehr geliebt hatte, und die ihn nach dem sehr frühen Tod seiner Mutter aufgezogen hatte, lag im Sterben, und er besuchte sie, um bei ihr zu sein. Er war damals ein junger Mann und hatte sich neben seinem Studium viel mit dem Leben, dem Sinn des Lebens, mit Religion und dergleichen befasst. Er war zum Schluss gekommen, dass Religion Opium fürs Volk sei, und war daraufhin auch sehr entschieden aus der Kirche ausgetreten.

Nun saß er neben seiner sterbenden Großmutter, und diese bat ihn, bei ihr zu bleiben, weil der Pfarrer angekündigt sei, um mit ihr das letzte Abendmahl zu feiern. Sie wollte, dass er es mit ihr nehme. Und er lehnte ab; er gab vor, keine Zeit mehr zu haben und flüchtete aus dem Haus. Die Gefühle waren »widerlich«, aber er schaffte es damals nicht, gegen seine so hart erarbeitete Überzeugung anzugehen.

Die Oma starb noch in der Nacht. Seither quälten ihn die Schuldgefühle, mal mehr mal weniger.

Jetzt, im Alter, tauchten diese wieder mit Vehemenz auf; denn nun konnte er sich vorstellen, wie weh er wohl der Großmutter getan hatte. Und er konnte es nicht gutmachen.

Hier die Imaginationsarbeit im Kern: Ich bat die Großmutter, zu uns in den Raum zu kommen. Als das gelungen war, erzählte ich ihr die Not des inzwischen alt gewordenen Enkels. Dann konnte der Patient, nennen wir ihn Georg, seiner Großmutter unter Tränen und sehr erschüttert, erzählen, wie es ihm ging, wie er sich quälte und wie er das so gerne rückgängig machen möchte. Er wisse ja, dass er für sie seine Überzeugung gut hätte beiseitelassen können. Aber das wisse er heute; damals konnte er den Konflikt nicht auflösen. Er bereue das so arg.

Die Großmutter antwortete! Und ich musste nur steuern durch Fragen und nicht inhaltlich. Georg fand die Antworten selbst. Die Großmutter fragte ihn, welche Gefühle er zu einem seiner Enkel haben würde, wenn der ihm eine letzte Bitte nicht erfüllen wolle oder könne. Und ob er ihn dann nicht mehr lieben würde. Er wusste, dass er enttäuscht wäre, aber als alter Mann wisse, wie unstet und im Sturm der Gefühle ein junger Mensch sein kann. Und seine Liebe zum Enkel sei davon nicht und in keiner Weise berührt. Die Großmutter bestätigte ihm das und versicherte ihm, dass sie so in ihrem Glauben gesichert war, dass sie das letzte Abendmahl mit viel Trost für sich erleben konnte. Sie versicherte ihm, dass es nicht einmal etwas zu verzeihen gebe, weil sie ihn verstehe. Und sie versicherte ihm, dass sie ihn immer liebe.

Der Dialog setzte sich noch lange fort, auch über die Therapie hinaus.

Die Mutter ☆

Und hier noch ein kurzes Beispiel: Eine 50-jährige Patientin schlug sich unter anderem mit einer Erinnerung herum, bei der sie die Mutter, die seit vier Jahren tot war, einmal, als sie ein Teenager war, verletzt hatte. Sie hatte ihr gesagt, dass sie sie für doof halte, weil sie immer eine bestimmte Partei wähle.

Die imaginative Mutter antwortete: »Ach Mädle, mit was schlägst du dich denn herum. Wir haben doch damals so schön gestritten.

Und ich habe dir doch damals schon gesagt, dass du das sofort zurücknehmen sollst. Weißt du noch, wie ich laut war. Ich habe mich doch gewehrt. Meine Depression hat doch erst später angefangen, als uns dein Vater verlassen hat. Kind, du bist nicht schuld! Und du hast mir nichts angetan.«

Ein Hinweis: Es kann sein, dass die Verstorbenen nicht so liebevoll reagieren, sondern vorwurfsvoll sind.

Da installieren wir die Schutzpersonen im Dialog mit den Verstorbenen (s. »Das innere Kind«).

2.2.2.6 Akzeptierende Betrachtung der inneren Bilder

Schließlich gibt es noch eine Form der imaginativen Vorgehensweise, die auf dem Prinzip der Habituation, der Technik des Zu-Ende-Denkens aus der kognitiven Verhaltenstherapie (Wilken a. a. O.) sowie den Erkenntnissen aus der achtsamkeitsbasierten Therapie (z. B. Klingen 2021 und Wengenroth 2017) beruht.

Ich nenne sie einmal die akzeptierende Betrachtung des Bildes und seiner Entwicklung.

Die Patientin wird gebeten, ein Bild zu betrachten, zu beschreiben und seiner Entwicklung und den begleitenden Emotionen zu folgen. Sie wird des Weiteren ermutigt, alles zuzulassen und zu benennen, was geschieht. Sie soll nicht korrigieren oder verändern.

Diese Maßnahme ist neben den bisher genannten der aktiven Beeinflussung eines Bildes eine weitere Möglichkeit. Sie bietet sich besonders gut an bei der Arbeit mit Aspekten der Problematik, die nicht unmittelbar beeinflussbar sind.

Viele unserer PatientInnen kommen zu uns in die Behandlung und klagen über einen Anteil, ohne den »alles gut wäre«, ohne den das Leben ein Spaziergang wäre. Nur dieser Anteil hindere sie, am Leben mit guten Gefühlen teilzunehmen. Dieser Anteil kann körperliche Aspekte und Reaktionen wie Erröten, Schwitzen, Zittern oder Stottern betreffen. Er kann sich auch auf spezielle äußerliche Merkmale beziehen oder auf alle möglichen Aspekte, die nicht direkt lenkbar sind. Der Anteil wird wie ein riesiger Makel erlebt, der alles verdirbt. Und er gewinnt eine solche hohe Bedeutung, weil eben zum Beispiel körperliche Reaktionen nicht kontrollierbar sind

(Güroff 2016, S. 26 ff.). Der gewohnte Kampf gegen unliebsame Dinge versagt hier restlos.

Im Behandlungsverlauf ist es deshalb notwendig, dass die PatientInnen lernen, diesen Anteil anzunehmen bzw. zuzulassen.

Im Gegensatz zu den bisher dargestellten Maßnahmen greift die TherapeutIn nicht mehr ein, führt nicht mehr vorsichtig zur Lösung, sondern lässt geschehen, betrachtet zusammen mit der PatientIn die Weiterentwicklung. Einzig durch Fragen nach dem weiteren Geschehen und den Gefühlen führt sie durch die Imagination.

Hinter diesem Vorgehen steht die grundsätzliche Überzeugung, dass die Selbstorganisation und die Selbstheilungskräfte zuverlässig aktivierbar sind im innerpsychischen Geschehen.

Die Intervention ist der bei der Regie-Imagination ähnlich; es fehlen hier lediglich die konkreten Anweisungen bzw. aktiven Suchprozesse. Stattdessen wird interessiert und akzeptierend »zugeschaut«. So wie wir vertrauen, dass eine PatientIn bei der Konfrontation mit ihrer beispielsweise agoraphobischen Problematik die Angst habituieren (sich gewöhnen) kann (z. B. Margraf & Schneider 2018), können wir auch im imaginativen Prozess vertrauen, dass die PatientIn durch das Geschehen hindurch zu einer Entlastung und Lösung finden wird.

Wie eine Phobie in der Verhaltenstherapie nach dem derzeit gültigen State of the Art nicht mehr durch ermutigende Gegengedanken und entspannende Unterbrechung behandelt wird, sondern durch Konfrontation mit Akzeptanz und Zulassen des Gefühls, so wird hier das Bild zugelassen. Diese Art der Imaginationsbehandlung ist sehr beeindruckend. Beide, PatientIn und TherapeutIn, schauen sich das Geschehen an, gehen gemeinsam durch schwierige Momente und vertrauen der allmählichen positiven Veränderung.[38]

Ich habe die Erfahrung gemacht, dass diese Habituation zuverlässig eintritt, wenn die folgenden Voraussetzungen gegeben sind:

---

38 Eine ähnliche Vorgehensweise findet sich bei der Behandlung von Traumafolgestörungen (als Beispiel Huber 2020) Hier ist allerdings ausdrücklich die Möglichkeit gegeben, durch ein Stoppen des Geschehens seitens der Patientin eine Emotionsüberflutung zu verhindern.

- Die PatientIn darf nicht unter Drogen, Alkohol oder Medikamenten, die die Gefühle unmittelbar beeinflussen, stehen. Auch regelmäßiger, schädlicher Gebrauch ist ein Ausschlusskriterium, selbst wenn beim aktuellen Termin keine Substanz eingenommen wurde. Antidepressiva sind davon ausgenommen.
- Die PatientIn sollte nicht unter einer Psychose leiden.
- Die PatientIn sollte insofern gesund sein, als sie belastenden Gefühlen körperlich gewachsen ist (deshalb ist ein ärztlicher Konsiliarbericht zu Behandlungsbeginn erforderlich).
- Die PatientIn soll eine vorhergehende Psychoedukation zur Habituation vermittelt bekommen.
- Die PatientIn soll das Prinzip der Defusion verstanden haben, also wissen, dass es »nur« ein Bild ist. Wie in der ACT erfährt sie, dass sie das Bild hat, und nicht das Bild ist. Wie die Gedanken, auch wenn sie quälen, aus der Distanz als Ereignisse betrachtet werden können, die nichts mit meinem »Ich« zu tun haben, können auch die begleitenden Bilder auf diese Weise verstanden werden.

Im Folgenden schildere ich Beispiele aus meiner Praxis.

Zittern (Erröten, Schwitzen etc.): Das elektrische Kästchen

Ein Patient kam in die Behandlung, weil er sehr unter Zitterattacken litt. Diese traten immer in sozialen Situationen auf, die ihm unangenehm waren. Immer, wenn er beim Friseur oder beim Arzt oder allgemein einer Situation ausgesetzt war, in der er es mit einer Person zu tun hatte, die sich allein mit ihm befasste, begann sein Körper zu vibrieren und sichtbar zu zittern. Die Diagnose war eine soziale Phobie und machte eine Selbstsicherheitsbehandlung erforderlich. Das Zittern konnte wegen seiner besonderen Bedeutung für den Patienten in die Imagination aufgenommen werden.

Ich bat ihn um ein inneres Bild für das Zittern, und er fand folgendes:

»Ich bin über ein Kabel mit einem kleinen Apparat, wie ein Kästchen, verbunden (der Patient war Elektriker; das Bild stammt aus seiner Welt). Immer wenn ich bei jemandem sitze, schaltet sich dieser Apparat ein und bringt mich zum Zittern.«

Alle Versuche in der Vergangenheit, das Zittern »wegzukriegen«, waren fehlgeschlagen, was nicht verwundert, denn körperliche Reaktionen sind ja kaum direkt und unmittelbar zu beeinflussen.

Bei der Imagination misslangen die Versuche ebenfalls, das Kästchen zu beeinflussen. Es ließ auch nicht mit sich reden, und als Regisseur (s. »Das Bild weiterentwickeln. RegisseurIn werden«, S. 167) war dem Patienten nichts eingefallen. Das Kästchen blieb und sprang zuverlässig an.

So blieb ihm nur eine Möglichkeit übrig: Er trug diesen Apparat mit sich herum, wo immer er war. Bei jeder TSK-Übung (Güroff 2016) nahm er ihn bewusst mit; er war ja nur für ihn sichtbar. Er lernte also, diesen »zitternden Anteil« als Kästchen bei sich zu tragen; und er lernte, dass alle neuen, selbstsicheren und kompetenten Verhaltensweisen trotz des Kästchens möglich waren: auf Menschen zuzugehen, sie anzuschauen, mit ihnen zu sprechen und was eben wichtig ist bei der Selbstsicherheitsbehandlung. Er konnte im Laufe der Zeit spielerisch damit umgehen. Manchmal sagte er, er müsse noch schnell sein Kästchen holen; manchmal kam er in die Therapie und berichtete, dass er es bei der letzten TSK-Übung vergessen hatte; manchmal berichtete er, dass es ihn faszinierte, wie der Apparat funktionierte: Er werde von einer Person angeschaut, und das Kästchen stelle sich an. Im Laufe der Zeit »vergaß« er seinen kleinen Apparat immer häufiger; das Zittern hatte seine übermäßige Bedeutung und seine Wirkung verloren und trat deshalb kaum noch auf.

Dies ist ein Beispiel für eine gelungene Akzeptanz eines als störend erlebten Anteils.

Der Klotz im Magen ☆

Auf S. 187 habe ich eine Patientin geschildert, die einen Druck, »wie einen Stein auf der Brust« verspürte. Ich bin mit ihr, wie geschildert, einen anderen imaginativen Weg gegangen.

Es wäre aber auch denkbar, mit dem Stein im Sinne der beobachtenden Akzeptanz umzugehen, was ich oft bei ähnlichen Bildern erfolgreich unternommen habe (»Meine Angst sitzt wie ein Klotz in meinem Magen«, »Meine Angst legt sich wie ein Seil um meinen

Hals«, »Meine Traurigkeit ist wie eine dunkle Wolke in mir und um mich herum« und dergleichen mehr).

Die Therapeutin stellt nur sehr präzise Fragen zum Bild selbst (»damit ich Ihr Bild genau sehen kann«), wie: »Wie sieht Ihr Stein aus?«, »Wo liegt der?«, »Wo befinden Sie sich?«, »Liegen Sie, sitzen Sie oder wie ist Ihre Haltung?«, »Schildern Sie mir die ganze Umgebung« etc. Dann stellt sie Fragen zur Entstehung und Weiterentwicklung des Bildes, wie: »Wie ist der Stein da hingekommen?«, »Wie lange liegt der da schon?«, »Wie geht es jetzt weiter?« Und immer wieder fragt sie nach den Gefühlen: »Wie fühlt sich das an?«, »Was erleben Sie dabei?«

Diese Konfrontationstechnik bedarf der Geduld; sie kann dauern. Wie bei der Habituation der Panik in der U-Bahn muss bei einer solchen Übung die Reaktion der Entlastung abgewartet werden.

Bei einer sozial phobischen Patientin mit dem Bild eines Klotzes im Magen ergab sich kurzgefasst der folgende Verlauf:

Sie saß auf einer Steintreppe der Universität und wollte in das Gebäude gehen. In ihr war ein Klotz, wie ein »Wackerstein«. Sie konnte ihn sich vorstellen, obgleich er im Magen war. Er war ziemlich groß, füllte den ganzen Magen aus, hatte scharfe Kanten, weshalb sie sich nicht rühren durfte, damit er den Magen nicht verletzt. Wo der herkam, konnte sie sich nicht erklären. Sie wusste nur, dass sie ihn schon von der Schule her kannte. Die anderen StudentInnen liefen an ihr vorbei und beachteten sie nicht. Sie fühlte sich verängstigt und unter Druck und sehr hilflos.

Sie konzentrierte sich auf diesen Klotz, atmete dabei (nicht instruiert!) allmählich sichtbar ruhiger, schluckte manchmal und spürte, dass ihr das möglich wurde. Der Klotz wurde kleiner, die Spucke, die sie schluckte, tat ihr gut. Allmählich wurde er eingekleidet von der Spucke, was ihn weicher machte und weniger gefährlich. Sie fühlte sich ruhiger und blieb bei dem Bild. Die Steintreppe begann, ihr am Rücken weh zu tun, sie stand auf und setzte sich auf die oberste Stufe vor der Uni. Sie atmete tief und fühlte sich bequemer. Der Klotz wurde runder, und sie betrachtete ihn weiterhin sehr genau. Bald war er so klein, rund und eingekleistert, dass sie aufstehen konnte. Sie konnte sich vorstellen, dass sie nun in den Hörsaal ging.

Die genaue, nicht wertende und nicht ablenkende Betrachtung des Bildes führte zur Entschärfung (im wahrsten Sinne des Wortes) und zur Erleichterung; ein Prozess der Habituation.

Diese Konfrontation wurde in der Therapiesitzung öfter wiederholt und war für die Patientin eine Hausaufgabe. Allmählich war der Klotz eine kleine bedeutungslose Kugel. Parallel dazu verbesserte sich die allgemeine Befindlichkeit über Verhaltens- und kognitive Übungen im Rahmen der Behandlung dieser sozialen Angst.

Und schließlich will ich noch eine mich sehr beeindruckende Imaginationsreise einer Patientin erwähnen, die von arger Angst vor einer schlimmen Krankheit gequält wurde. Dies zeigt, dass auch das Symptom durch die Technik der Akzeptanz angegangen werden kann, neben den vielen weiteren, im Buch beschriebenen Möglichkeiten.

Die gefährliche Wanderung zum eigenen Häuschen

Die inneren Bilder der Patientin waren sehr drastisch, zum Teil auch intim, weshalb ich auch diese Imagination nur auszugsweise darstelle:

Als Diagnose hatte ich eine Hypochondrie gestellt. Die Patientin hatte eine enorme Phantasie und durchschritt mit mir eine Phantasiereise, die wir miteinander betrachteten, ohne einzugreifen, beginnend bei einem Zimmer ihres Hauses, welches grau und aus Beton war. Sie verließ dieses Haus, kam auf eine Straße, die ebenfalls grau und einsam war, und danach zu einem Weiher. Aus dem Weiher tauchte ein Ungeheuer auf, riss sein Maul auf und bedrohte sie. Sie blieb stehen und schaute sich dieses Ungeheuer an, bis es seine Macht verlor und wieder im Weiher verschwand.

Vieles geschah in diesem Bild: Ein Abgrund tat sich auf; ein anderes Ungeheuer verschlang sie und spuckte sie wieder aus; missgünstige Menschen begegneten ihr. Wir blieben immer ausschließlich Zuschauende und die Patientin die Berichtende.

Schließlich, nach vielen Abenteuern, begannen am Straßenrand Gräser zu blühen. Das wurde immer mehr, immer farbiger und das Ergebnis war, dass sie zu ihrem Haus zurückkam, welches sich vollkommen verändert hatte; es war wohnlicher geworden und umgeben von einem bunten Garten. Auf der Straße liefen freundliche Menschen, und die Patientin stellte ein Schild vor die Tür, auf dem stand: »Liebe, freundliche Menschen willkommen.«

Diese Phantasiereise lief über mehrere Stunden und begleitete die klassische verhaltenstherapeutische Behandlung der Hypochondrie. Am jeweiligen Ende einer Therapiestunde verbarg die Patientin ihren Film in meinem Aktenschrank und wir holten ihn beim nächsten Treffen wieder hervor.

Sichtbar wurde bei dieser Imagination, wie viele Hintergründe die Erkrankungsangst hatte: Depressivität, Einsamkeit, Erfahrungen der Bedrohung und vieles mehr.

Den Trieb durchstehen

An anderer Stelle habe ich über den Druck geschrieben, etwas kurzfristig Angenehmes aufgeben zu müssen, weil es langfristig schädlich ist.

Nehmen wir das Bild des teuflischen Verführers (s. »Der schöne Mephisto«, S. 166) mit seinen Einflüsterungen. Eine Patientin hatte ein ähnliches Bild für ihren inneren Druck, Kuchen zu essen, gefunden. Sie lehnte sich zurück, wenn sie ihn spürte, und beschrieb vor sich, was genau sie sah, wie der Typ aussah, was er sprach, wie es sich in ihrem Körper anfühlte. Sie tat nichts anderes als zu beobachten, zu spüren und zu warten.

Irgendwann fühlte sie, wie der Druck nachließ. Sie hatte gelernt, dass »Aushalten« zunächst geradezu widerlich war, der Druck in der Brust bei ihr so stark werden konnte, dass sie weinen musste, dass es aber gar nicht so lange dauert (bei ihr ca. 15 Minuten, was nach meiner Erfahrung eine häufig zu beobachtende Zeitspanne ist), dass es abflaut, dass der Druck verschwindet »wie ein Nebel, der sich lichtet« (ihr Bild). Die Übung habe ich zunächst mehrfach mit ihr im Therapieraum durchgeführt, damit sie das Vorgehen gut lernen konnte. Sie übertrug sie auf alle Situationen in ihrem Alltag, wenn der Druck kam. Neben den umfassenden weiteren verhaltenstherapeutischen Maßnahmen, war diese Akzeptanzimagination ein wesentlicher Faktor bei der Heilung der Essstörung.

2.2.2.7 Körperliche Probleme

Ich habe lange überlegt, ob ich diesen Gliederungspunkt aufnehmen soll. Viel zu viel Scharlatanerie ist auf diesem Gebiet anzutreffen: selbsternannte HeilerInnen, die schwer erkrankten Menschen unlautere Heilsversprechen anbieten. Das wäre alles hinzunehmen, aber das besonders Schlimme daran ist zweierlei: Sie kassieren dafür eine Menge Geld und raten den Kranken nicht selten vom weiteren Arztbesuch ab.[39]

Davon distanziere ich mich hier natürlich.

Was wir jedoch seriöserweise anbieten dürfen, sind die eine medizinische Behandlung begleitenden Imaginationen ohne jedes Heilsversprechen. Was wir den PatientInnen mitteilen, ist unser Wissen, dass innere Bilder und Phantasiereisen durchaus Einfluss nehmen können auf die Selbstheilungskräfte. Und dass wir eine solche Maßnahme zur Unterstützung der Selbstheilung versuchen können. Die medizinische Behandlung darf unter keinen Umständen aufgegeben werden. Wenn PatientInnen mit ihren Ärzten nicht zufrieden sind, müssen wir ihnen helfen, ihre Sorgen und Zweifel mit dem Arzt zu besprechen oder den Arzt zu wechseln.

Ich habe zum Beispiel oft PatientInnen mit rezidivierenden Blasenentzündungen gehabt. Sie waren verzweifelt, weil sie trotz aller Vorsichtsmaßnahmen immer wieder daran erkrankten.

Blasenentzündung: die trockene Höhle

Eine betroffene Patientin brachte das Problem einer immer wiederkehrenden Blasenentzündung eher nebenbei ein; es war ein Beispiel für ihre vielfältigen Belastungen, welche übrigens durchaus zur Störung ihrer Abwehrkräfte beigetragen haben können.

Ich habe sie in einer Sitzung gebeten, diese körperliche Belastung

39 Ich weiß von einer alten Dame, die schlimme Knieschmerzen hatte, aber wegen einer schweren Herzerkrankung nicht mehr operiert werden konnte. Sie las von einem »Heiler« in der Schweiz, der vorgab, mit seinen Gedanken heilen zu können. Für jede 10 Minuten »an sie denken«, verlangte er 5000 Euro. Die Dame zahlte brav. Als die Schmerzen nicht besser wurden, hörte sie wohl auf. Das Ganze wurde der Familie erst beim Sichten der Unterlagen nach ihrem Tod bekannt.

einmal mit mir genauer anzuschauen mit der Frage, ob sie ein Bild finden kann, das den Zustand ihrer Blase darstellen könne. Sie überlegte, suchte eine Weile und sagte mir, dass sie eine Höhle vor sich sähe. Ich bat sie, mir diese Höhle einmal näher zu beschreiben, sodass ich sie mir vorstellen könne. Die folgende Schilderung entstand durch meine Fragen: Was ist da zu sehen, welche Farben, wie sieht das genau aus, was fällt Ihnen auf, wo sind Sie, wo bin ich? (Siehe dazu 2.2.2.4). Die Patientin wurde Regisseurin. Die Höhle war beleuchtet durch einen schmalen Einlass ganz oben, an dem grüne Pflanzen sichtbar waren (nett, nicht wahr?). So waren die Wände der Höhle sichtbar. Sie waren aus rötlichem Sandstein und restlos trocken. Der Einlass oben war so schmal, dass eventueller Regen keine Feuchtigkeit bringen konnte. Die Patientin stand auf dem Boden der Höhle und ich durfte mich neben sie stellen. Dann begannen wir, die Höhle zu inspizieren. Ich fragte, was da geschehen ist, weshalb die Höhle so trocken sei und was eigentlich »normal« wäre. Sie meinte, da müsse eigentlich ein stetiger Wasserzulauf sein. Sie fand einen Zugang, der normalerweise frisches Wasser führt. Er war durch Steine und Geröll verstopft. Ich fragte, was da jetzt zu machen sei. Wie es der Zufall will, fand sich ein großer Spaten auf dem Boden. (Eine andere Patientin mit einem ähnlichen inneren Bild entdeckte einen schlafenden Arbeiter in einer Nische. Den weckte sie und forderte ihn auf, das Problem zu lösen. In der Bilderwelt ist alles möglich.) Die Patientin ergriff den Spaten und begann zu schaufeln, was überraschend leicht gelang. Es dauerte nicht lange, da sickerte schon das erste Wasser. Sie schaufelte weiter, legte die Öffnung frei, und es ergoss sich ein Strom frischen Wassers in die Höhle. Wir mussten schauen, dass wir nun aus der Höhle herauskamen. Da wir beide nicht klettern können, fand sich, wieder ganz zufällig, ein Treppchen, das wir hochsteigen konnten. Wir zwängten uns durch den schmalen Spalt und standen an der frischen Luft. Unter uns gurgelte und rauschte das Wasser, welches schließlich aus der Öffnung strömte und sich ins Freie ergoss. Zentral war für die Patientin in der Folgezeit die Imagination der stetigen Bewässerung der Höhle mit frischem Wasser und des stetigen Abflusses, wenn die Höhle angefüllt war.

Bitte glauben Sie mir: Die rezidivierenden Blasenentzündungen ließen nach, bis sie schließlich verschwanden.

Was war nun der Wirkfaktor? Waren es die Bilderarbeit oder die allgemeine Entlastung durch die anderweitigen therapeutischen Methoden oder doch die medizinischen Maßnahmen oder alles zusammen oder etwas ganz anderes?

Der Fleck in der Uterushöhle

Eine Patientin hatte leichte, aber immer wiederkehrende Schmerzen im Beckenbereich. Die Frauenärztin fand schließlich als Ursache ein Myom in der Gebärmutter. Sie riet ihr zu einer Operation, die sie jedoch noch nicht für dringend erachtete, weil das Myom noch klein und die Schmerzen nicht massiv waren. Das erleichterte die Patientin sehr, weil ihr der Gedanke an eine Operation große Angst machte.

Wir schauten uns das Problem einmal mit imaginativen Mitteln an. Wie im obigen Beispiel sah die Patientin eine Höhle. Sie stand am Eingang dieser Höhle, die tief dunkel war, sodass sie nichts erkennen konnte. Neben ihr stand nun plötzlich ihr Mann mit einer Taschenlampe. Er gab ihr die Taschenlampe und bat sie, ihm zu leuchten; dann kroch er in die Höhle. Er entdeckte einen »komischen« Fleck an der Wand der Höhle. Er sah aus wie eine Flechte, die da nicht hingehört. Er hatte sein Taschenmesser dabei und begann zu schaben. Die Flechte ließ sich überraschend leicht abschaben, und die Wand war frei und glatt, wie es sich gehört. Der Mann entfernte die Flechtenreste, kam wieder aus der Höhle heraus und meinte, dass das jetzt erstmal in Ordnung sei. Auch diese Beschwerden ließen nach, und das Myom sei sogar kleiner geworden, berichtete die Patientin.

Ich weiß nicht, ob das Myom irgendwann einmal wieder gewachsen ist, denn unsere Therapie konzentrierte sich auf ihre vielfältigen Ängste, derentwegen sie zu mir gekommen war. Allerdings hatte die Patientin bis zur Beendigung der Therapie diesbezüglich keine Beschwerden mehr.[40] Aber auch hier: Was hat da wohl letztendlich geholfen?

---

40 Der Ehemann, der in die Uterushöhle kriecht und Reparaturarbeiten ausführt … An dieser Stelle ist es doch besonders schade, dass wir in der Verhaltenstherapie nicht deuten, wie in der Psychoanalyse üblich, oder?

Noch ein Hinweis: Wäre der Verlauf nicht so gewesen, hätten sich stattdessen die Beschwerden verstärkt und wäre das Myom gewachsen, hätte ich die Aufgabe in der therapeutischen Arbeit allein in der Entängstigung vor einer Operation gesehen. Ein Mensch muss in der Lage sein, sich einem notwendigen operativen Eingriff zu stellen. Aus Angst vor einer Operation lassen viele Menschen eine Krankheit nicht angemessen behandeln, was eine Indikation für eine Psychotherapie ist.

Unterstützung bei der Krebsbehandlung
Hier weise ich auf Arbeiten von Simonton (zum Beispiel Kaspar 2015) hin. Ich erwähne diesen Aspekt, weil ich denke, dass die Bilderarbeit, die dort vorgestellt wird, sinnvoll ist. Die Imaginationsübungen beziehen sich auf den jeweiligen Tumor. Eine der Übungen ist zum Beispiel die Vorstellung, der Tumor sei ein Eisblock, den man schmelzen lassen kann.

Ich habe vor Jahren einmal einen Kollegen gesprochen, der selbst betroffen war und neben der umfangreichen Chemo- und Bestrahlungstherapie auch solche Übungen gemacht hatte.

Er gesundete und führte dies auch auf diese Imaginationsübungen zurück.

Wir werden auch hier das Geheimnis nicht lüften, was da nun eigentlich wirksam war; aber ich kann mir vorstellen, dass das Vertrauen in die behandelnden Ärzte und die offenbar sehr selbstfürsorgliche und liebevolle Beschäftigung mit sich selbst einen wichtigen Teil beigetragen haben, dass der Kollege gesund wurde.

Ich selbst habe in meiner psychotherapeutischen Praxis damit nicht gearbeitet und kann daher keine vertiefenden Beispiele einbringen.

Ausblick

Ich habe einen Traum.

Ich habe ein Bild: die Erde vom Mond aus, ein Himmelsjuwel und ein Wunder.

Darauf wimmelt es von Lebewesen. Einige davon haben ein ziemlich differenziertes Gehirn entwickelt, mit dem sie dieses Himmelsjuwel und das Geschehen untereinander und allgemein unter den Lebewesen gestalten und beeinflussen können. Sie laufen aufrecht herum, kleiden sich und nennen sich Menschen.

Ich sehe sie von oben, weil ich sehr scharfe Augen habe. Ich sehe, wie sie immer wieder großartige Dinge erfinden für dieses Juwel und die Lebewesen. Ich sehe aber auch, wie viele immer wieder scheitern und ungeheuren Schaden anrichten. Sie hätten Zugang zu Hilfen und Lösungen, denn Millionen von ihnen haben ihr Gehirn dafür verwendet, danach zu suchen. Diese haben es vorgelebt, wie ein gutes gemeinsames Leben zu bewerkstelligen ist, sie haben Bücher dazu geschrieben, Lieder, Bilder, und sie haben phantastische Forschungen durchgeführt und Untersuchungsergebnisse erzielt. Aber die, die diesen Schaden verursachen, sind oft sehr kurzsichtig, und vor allem sind ihre Ängste zu groß und weitläufig für die Akzeptanz der schwierigen Erkenntnis, dass es einem Einzelnen nur gut gehen kann, wenn es allen gut geht, dass die Mannigfaltigkeit und die Diversität in vielen Bereichen ein Gut ist und kein Störfaktor, der auszumerzen ist, und dass kein Mensch je die einzig endgültige Wahrheit finden wird.

Und sie wissen nicht, dass ein Grundgefühl, eine Grundhaltung unumgänglich ist für eine geglückte Koexistenz, zu der sie auch gehören:

»Die Liebe ist langmütig und freundlich, die Liebe eifert nicht, die

Liebe treibt nicht Mutwillen, sie bläht sich nicht auf, sie verhält sich nicht ungehörig, sie sucht nicht das ihre, sie lässt sich nicht erbittern, sie rechnet das Böse nicht zu, sie freut sich nicht über die Ungerechtigkeit, sie freut sich aber an der Wahrheit.«

(Auszug aus dem Hohelied der Liebe; 1. Korinther 13)

Ich wünsche meinen LeserInnen und uns allen die Fähigkeit zu lieben, sich, die anderen, die Lebewesen und das Himmelsjuwel. Das ist mein Traum.

Verzeichnis der Geschichten und Metaphern

Literatur

Abraham, A. (2016). *The Imaginative Mind.* Human Brain Mapping, 37, 4197–4211

Arntz, A., de Groot, C. & Kindt, M. (2005). *Emotional memory is perceptual.* Journal of Behaviour Therapy and Experimental Psychiatry, 36, 19–34

Brunhoeber, S. (2009). *Kognitive Verhaltenstherapie bei Körperdysmorpher Störung. Ein Therapiemanual.* Hogrefe, Göttingen

Carr, A. (2012). *Endlich Nichtraucher! Der einfache Weg mit dem Rauchen Schluss zu machen.* Goldmann, München

Chopich, E.J. & Paul M. (1993). *Aussöhnung mit dem inneren Kind.* Ullstein, Berlin

De Shazer, S. (2012). *Der Dreh. Überraschende Wendungen und Lösungen in der Kurzzeittherapie.* Carl-Auer, Heidelberg

De Shazer, S., Dolan, Y. & Kibéd, V.M.V. (2020). *Mehr als ein Wunder: Lösungsfokussierte Kurzzeittherapie heute: Lösungsfokussierte Kurztherapie heute* (7. Aufl.). Carl-Auer, Heidelberg

Eifert, G.H. (2011). *Akzeptanz- und Commitment-Therapie (ACT).* Fortschritte der Psychotherapie. Hogrefe, Göttingen

Erickson, M.H. & Rossi, E.L. (2022). *Hypnotherapie: Aufbau – Beispiele – Forschungen* (14. Aufl.) Klett-Cotta, Stuttgart

Göttner-Abendroth, H. (2019). *Geschichte matriarchaler Gesellschaften und Entstehung des Patriarchats: Band III: Westasien und Europa (Das Matriarchat, III).* Kohlhammer, Stuttgart

Grawe, K. (2000). *Psychologische Therapie* (2., korrigierte Aufl.). Hogrefe, Göttingen

Grawe, K. (2004). *Neuropsychotherapie.* Hogrefe, Göttingen

Güroff,E. (2016). *Selbstsicherheit und soziale Kompetenz. Das Trainingsprogramm TSK mit Basis- und Aufbauübungen* (4. durchgesehene Aufl. 2021). Klett-Cotta, Stuttgart

Güroff, E. (2018). *Das Training sozialer Kompetenzen (TSK) in der stationären Praxis. Das Manual.* Klett-Cotta, Stuttgart

Güroff, E. (2018). *Der Einsatz von imaginativen Techniken im Rahmen des Trainings sozialer Kompetenzen (TSK).* Resonanzen. E-Journal für biopsychosoziale Dialoge in Psychosomatischer Medizin, Psychotherapie, Supervision und Beratung, 6(2), 80–95, Zugriff am 15.11.2018 Verfügbar unter http://www.resonanzen-journal

Hartmann, A.S., Grocholewski, A. & Buhlmann, U. (2019). *Körperdysmorphe Störung.* Fortschritte der Psychotherapie. Hogrefe, Göttingen

Hennig, M. (2003). *Autogenes Training.* Mit CD. Knaur, München

Hirsch, C.R. & Holmes, E.A. (2007). *Mental imagery in anxiety disorders.* Psychiatry, 6, 161–165

Holmes, E.A. & Mathews, A. (2005). *Mental imagery and emotion: A special relationship?* Emotion, 5, 489–497

Holmes, E.A., Arntz, A., & Smucker, M.R. (2007). *Imagery rescripting in cognitive behavior therapy: Images, treatment techniques and outcomes.* Journal of Behavior Therapy and Experimental Psychiatry, 38, 297–305

Huber, M. (2010). *Der innere Garten. Ein achtsamer Weg zur persönlichen Veränderung.* Junfermann, Paderborn

Huber, M. (2020). *Trauma und die Folgen. Trauma und Traumabehandlung.* Junferman, Paderborn

Hüther, G. (2015). *Die Macht der inneren Bilder. Wie Visionen das Gehirn, den Menschen und die Welt verändern* (9. Aufl.). Vandenhoeck & Ruprecht, Göttingen

Jacob, G. & Arntz, A. (2014). *Schematherapie.* Fortschritte der Psychotherapie. Hogrefe, Göttingen

Jacobson, E. (1990). *Entspannung als Therapie. Progressive Relaxation in Theorie und Praxis* (7. Aufl.). Klett-Cott, Stuttgart

Kanfer, F., Reinecker, H. & Schmelzer, D. (2012). *Selbstmanagement-Therapie. Ein Lehrbuch für die klinische Praxis* (5. Aufl.). Springer, Heidelberg, Berlin

Kaspar, C. (2015). *Die Simonton-Methode. Selbstheilungskräfte stärken. Den Krebs überwinden.* Rowohlt, Reinbek b. Hamburg

Kirn, T., Echelmeyer, L. & Engberting, M. (2015). *Imagination in der Verhaltenstherapie* (2. Aufl.). Springer, Heidelberg, Berlin

Klingen, N. (2021). *Let's ACT. Akzeptanz- und Commitment-Therapie für Gruppen.* Klett-Cott, Stuttgart

König, J. et al. (2012). *Posttraumatische Belastungsstörung. Ein Manual zur Cognitive Processing Therapy.* Hogrefe, Göttingen

Kosslyn, S.M., Ganis, G., & Thompson, W.L. (2001). *Neural foundations of imagery.* Nature Review, Neuroscience, 2, 635–642

Lazarus, A. (2006). *Innenbilder. Imagination in der Therapie und als Selbsthilfe* (4. Aufl.). Klett-Cott, Stuttgart

Lazarus, A. (1995). *Praxis der multimodalen Therapie.* DGVT, Tübingen

Legenbauer, T. & Vocks, S. (2005). *Wer schön sein will, muss leiden?* Hogrefe, Göttingen

Linden, M. (2017). *Verbitterung und posttraumatische Verbitterungsstörung.* Fortschritte der Psychotherapie. Hogrefe, Göttingen

Margraf, J.& Schneider, S. (Hrsg.) (2018). *Lehrbuch der Verhaltenstherapie. Band II Psychologische Therapie bei Indikationen im Erwachsenenalter* (4. Aufl.). Springer, Heidelberg, Berlin

Meinersen, N., Walter, N., Kruse, J. & Hinterberger, T. (2022). *Electrophysical wmeasurement of Sensory-Processing Sensitivity* (in Vorbereitung)

Meinersen, N. & Kruse, J. (2022). *Validation of the short Geman version of the Highly Sensitive Person Scale 12 (HSPS-12)* (in Vorbereitung)

Peichl J. (2013). *Innere Kritiker, Verfolger und Zerstörer. Ein Praxishandbuch für die Arbeit mit Täterintrojekten* (6. Aufl. 2021). Klett-Cotta, Stuttgart

Potreck F. (2014). *Von der Freude, den Selbstwert zu stärken.* Klett-Cotta, Stuttgart

Potreck F. (2021). *Ich bin genug! Wege zu einem starken Selbstwert.* Klett-Cotta, Stuttgart

Pusch, L. (1984). *Das Deutsche als Männersprache.* Suhrkamp, Berlin

Reddemann, L. (2016). *Imagination als heilsame Kraft. Ressourcen und Mitgefühl in der Behandlung von Traumafolgen* (23. Aufl. 2022). Klett-Cotta, Stuttgart

Sachse, R. (2020). *Persönlichkeitsstörungen verstehen: Zum Umgang mit schwierigen Klienten* (11. Aufl.). Psychiatrie-Verlag, Köln

Schaub A., Roth, E. & Goldmann, U. (2013). *Kognitiv-psychoedukative Therapie zur Bewältigung von Depressionen* (2., aktualisierte und erweiterte Aufl.). Hogrefe, Göttingen

Seebauer L., Jacob, G. (2021). *Imaginatives Überschreiben.* Hogrefe, Göttingen

Thompson, R. F., (2012). *Das Gehirn. Von der Nervenzelle zur Verhaltenssteuerung* (3. Aufl.). Spektrum Akademischer Verlag, Heidelberg

Wengenroth, M. (2016). *Das Leben annehmen. So hilft die Akzeptanz- und Commitment-Therapie (ACT).* Hogrefe, Göttingen

Wengenroth, M. (2017). *Therapie-Tools Akzeptanz- und Commitmenttherapie: Mit E-Book inside und Arbeitsmaterial* (2., aktualisierte und erweiterte Aufl.). Beltz, Weinheim

Wilken, B. (2019). *Methoden der kognitiven Umstrukturierung: Ein Leitfaden für die psychotherapeutische Praxis* (8. Aufl.). Kohlhammer, Stuttgart

Wolpe, J. (1977). *Praxis der Verhaltenstherapie (*2. Aufl.) Huber, Bern

www.klett-cotta.de/lebenlernen

Arnold A. Lazarus

Innenbilder

Imagination in der Therapie und als Selbsthilfe

Leben Lernen 47. Aus dem Amerikanischen von Julia András
144 Seiten, broschiert. ISBN 978-3-608-89015-0

Innere Vorstellungen und Bilder können das seelische Wohlbefinden, das Selbstwertgefühl und das Auftreten eines Menschen wesentlich beeinflussen. Der bekannte Verhaltenstherapeut Arnold Lazarus zeigt, wie man Schritt für Schritt die eigene Vorstellungskraft einsetzen und entwickeln kann, z. B., um Rauch-, Ess- und Trinkgewohnheiten besser unter Kontrolle zu bekommen, um mit Ängsten und Depressionen besser fertig zu werden oder die eigene Kreativität zu steigern.

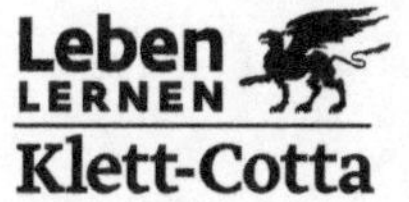